デンタルスタッフのための
歯科心身症ガイドブック

和気裕之　澁谷智明　目加田まり　著

医歯薬出版株式会社

〈執筆者一覧〉

和気　裕之　みどり小児歯科　院長
澁谷　智明　日立製作所横浜健康管理センタ　主任医長
目加田まり　医療法人社団つじむら歯科医院　臨床心理士

This book was originally published in Japanese under the title of :

DENTARU-SUTAFFU NO TAMENO
SHIKA SHINSHINSHOU GAIDOBUKKU
(The Guide Book of Dental Psychosomatic Disease for Dental Staff)

Authors :

WAKE, Hiroyuki
　　Director, Midori Pediatric dentistry
SHIBUYA, Tomoaki
　　Head doctor, HITACHI Yokohama health care center
MEKATA, Mari
　　Clinical psychotherapist, Tsujimura Dental Clinic

©2015 1st ed.

ISHIYAKU PUBLISHERS, INC.
　7-10, Honkomagome 1 chome, Bunkyo-ku,
　Tokyo 113-8612, Japan

序 はじめに

　う蝕や歯周病の治療のために歯科医院を受診される患者さんの中には，うつ病などの精神疾患を抱えた患者さんも相当数いらっしゃいます．また歯科疾患が原因ではなく，精神疾患が原因で歯科領域の症状を訴えて歯科医院を受診される場合もあります．厚生労働省（2011年）の報告によると，現在精神疾患で医療機関を利用している人は300万人以上で（図1），これは，日本人の約40人に1人が該当します．また生涯有病率* は約20%といわれています．そのため治療を受けていない人も含めると，歯科医院には，毎日1人以上の精神疾患のある患者さんが来院している可能性があります（図2）．

　このような患者さんは精神疾患のない患者さんと比べて，その対応には難しい面があります．今回，そういった患者さんへの対応に苦慮している歯科衛生士や歯科医師のみなさんへ歯科心身症をなるべくわかりやすくまとめてみました．必ずしもはじめから読んでみ

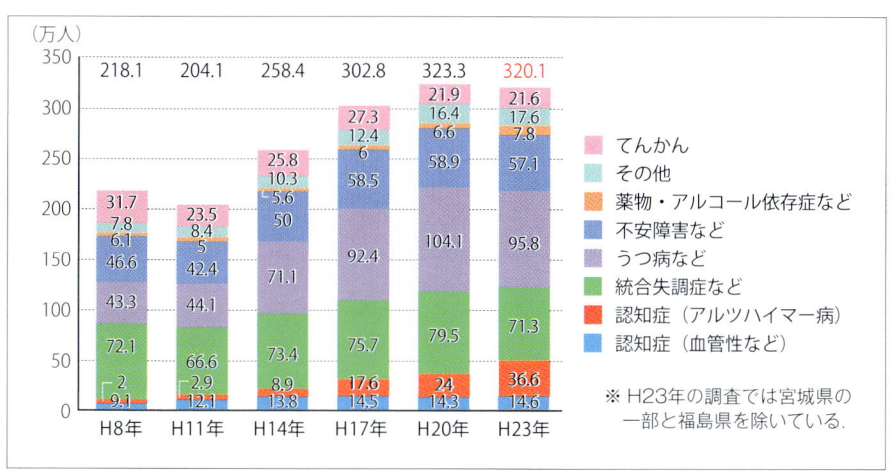

図1　精神疾患の患者数（医療機関に受診する患者の疾病別内訳）
うつ病，統合失調症，不安障害，認知症の順に多い．（厚生労働省 平成23年 患者調査より）

> ***生涯有病率**
> 生涯のいずれかの一時点で，ある疾患や健康状態を保有していた者の総割合のことです．病気や健康状態の実態を把握するのに便利です．

る必要はありません．"ここ"と思われるところから目を通していただき，日々の実践にお役に立てれば幸いです．

- ■ 精神疾患で医療機関を利用している人：**300万人以上**
- ■ 日本人の**約40人に1人**が該当
- ■ 生涯有病率：**約20%**

- ● 精神疾患があるが，治療を受けていない患者（潜在患者）
- ● 身体症状症，病気不安症など（4頁〜参照）で，**身体疾患**として治療されている患者を加えると……⇨ **その数は，さらに多い！！**

歯科医院には，毎日1人以上の精神疾患患者が来院している可能性がある

図2　歯科医院への精神疾患患者の来院状況
（厚生労働省 平成23年 患者調査より）

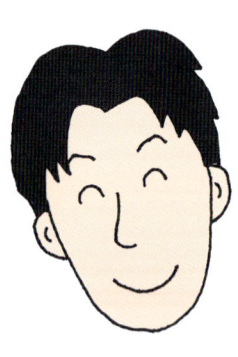
Dr Shibuya

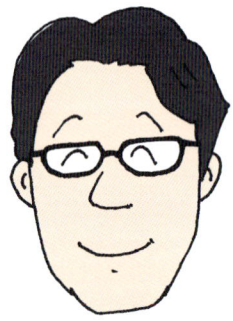
Dr Wake

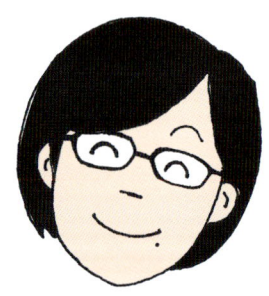
CP Mekata

デンタルスタッフのための歯科心身症ガイドブック
CONTENTS

序　はじめに ……………………………………………………………………………… iii

第1章　歯科心身症ってどんな病気？―歯科心身症の概要　　1
　　1）心身症とは ……………………………………………………………… 2
　　2）歯科心身症とは ………………………………………………………… 2
　　3）歯科心身症を理解するために知っておきたい精神疾患 …………… 2
　　　　（1）うつ病性障害（Depressive Disorder）　3／（2）身体症状症（Somatic Symptom Disorder）　4／（3）病気不安症（Illness Anxiety Disorder）　5

COLUMN 01　不定愁訴とは？　6
COLUMN 02　心因性とはどういう意味？　8

第2章　代表的な「歯科心身症」は？　　9
　　1）舌痛症 …………………………………………………………………… 10
　　2）顎関節症 ………………………………………………………………… 12
　　3）口臭恐怖症 ……………………………………………………………… 14
　　4）味覚異常 ………………………………………………………………… 19
　　　　（1）味覚異常の原因　19／（2）味覚異常の診断　21
　　5）特発性歯痛 ……………………………………………………………… 22
　　6）咬合違和感症候群 ……………………………………………………… 25
　　7）過換気症候群 …………………………………………………………… 27
　　8）その他 …………………………………………………………………… 27
　　　　（1）口腔乾燥症（ドライマウス）　27／（2）口内炎　31／（3）地図状舌　31
　　9）器質的な疾患によっても起こる心理的な問題 ……………………… 32
　　　　（1）顎変形症および歯列不正　32／（2）唇顎口蓋裂　33／（3）口腔腫瘍（悪性）　34

COLUMN03　フィルター理論とは　24
COLUMN04　ストレスって・・・？　35
COLUMN05　口腔領域のジストニアとジスキネジア　36

第3章　どんな評価法があるの？　　39
　　1）SOAP …………………………………………………………………… 40

2) MW分類（心身医学・精神医学的な対応を要する患者の分類） ……… 41
　　3) 症例 ……………………………………………………………………… 44
　　　（1）舌痛症，地図状舌および溝状舌　44／（2）舌痛症，口腔乾燥症，カンジダ性舌炎の疑い　45／（3）顎関節症，舌痛症，味覚異常　47／（4）特発性歯痛　48／（5）咬合違和感　49
　　4) 医療面接のポイント …………………………………………………… 51
　　　（1）問診と医療面接の違い　51／（2）面接を行う前に　52／（3）問診票（質問票）の確認　52／（4）実際の医療面接　55／（5）具体的な方法　55／（6）患者教育と動機づけ　58

　COLUMN06　向精神薬を知ろう　58

第4章　どんな対応法があるの？　　　　　　　　　　　　　　　　61

　　1) 歯科衛生士の場合──情報収集を中心に ……………………………… 62
　　　（1）歯科心身症の患者さんへの対応の仕方　62／（2）患者さんからの情報収集　62／（3）体の不調サインで精神疾患のチェック　62／（4）薬剤について　63／（5）診療補助時およびメインテナンス時に注意したいこと　64／（6）精神疾患の問診票　66／（7）歯科衛生士はゲートキーパーにもなりうる　66
　　2) 歯科医師の場合 ………………………………………………………… 66
　　　（1）MW分類から　66／（2）対応時の注意点　68／（3）心身医学的な治療の実際──どのような治療法があるか　68
　　3) 精神科・心療内科の場合 ……………………………………………… 72
　　　（1）薬物療法　72／（2）精神療法　72
　　4) 臨床心理士によるカウンセリング ……………………………………… 72
　　　（1）臨床心理学　72／（2）カウンセリング　72／（3）共感的理解　73／（4）カウンセリングの留意点　73／（5）チーム医療　73
　　5) 医療連携の実際 ………………………………………………………… 75
　　　（1）どう対応すべきか　77／（2）治療目標　79

COLUMN07　漢方治療　71
COLUMN08　臨床心理士ってどんな仕事？　74
COLUMN09　リエゾン診療とはどういう診療？　77
COLUMN10　それってクレーマー？　79

おわりに……………………………………………………………………………… 81
さくいん……………………………………………………………………………… 82

第1章

歯科心身症ってどんな病気？
―歯科心身症の概要

1 歯科心身症ってどんな病気？ —歯科心身症の概要

「ストレスで胃が痛くなる」そういった話を聞いたり，体験したことがあるかもしれません．そのような状態を心身症とよび，これは歯科領域でも起きてきます．患者さんが疼痛や違和感を訴えてあなたの歯科医院を受診された際，「どうやらいつものケースとは違うな」，「この経過は変だな」と感じることがあるかもしれません．あなたが感じる「何か変だな」が歯科心身症を見つける糸口になることがあります．

1) 心身症とは

心身症というと，心の病気（精神疾患）を想像するかもしれませんが，実は身体(からだ)の病気（器質的または機能的な疾患）なのです．日本心身医学会では，「明らかな身体疾患があり，心理社会的因子によって身体症状が発症したり，増悪したりする病態．なお，神経症やうつ病などの精神疾患に伴う身体症状はのぞく」と定義しています．つまり心身症は単なる「気のせい」や「心配のしすぎ」ではないのです．

2) 歯科心身症とは

歯科においても歯科心身症という言葉があります．こちらは狭義と広義の2つに分けられています．狭義は日本心身医学会が定義している心身症と同じですが，広義は歯科で心身医学的・精神医学的な対応が必要なすべての疾患（病態）となります．

歯科心身症という言葉は現在のところ明確な定義がありませんが，一般的には，広義の概念で用いられることが多いようです（図1）．

3) 歯科心身症を理解するために知っておきたい精神疾患

精神疾患というと心の病気といったイメージですが，心と身体の境目は非常に不明瞭です．「水の中に魚がいて，魚の中にも水がある」というようなものです．これは心身相関とよばれるように中枢神経系，自律神経系，内分泌系，免疫系といった生理学的なメカニズムが反映されるからです．そのため精神疾患の中には身体の症状を伴うものがあります．

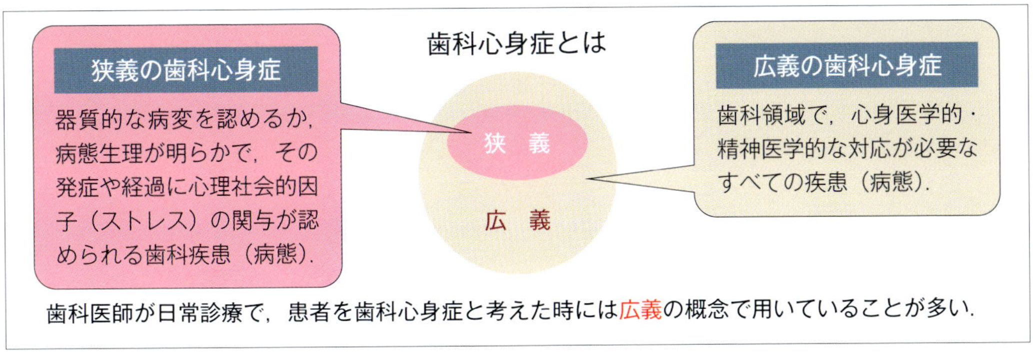

歯科心身症とは

狭義の歯科心身症
器質的な病変を認めるか，病態生理が明らかで，その発症や経過に心理社会的因子（ストレス）の関与が認められる歯科疾患（病態）．

広義の歯科心身症
歯科領域で，心身医学的・精神医学的な対応が必要なすべての疾患（病態）．

歯科医師が日常診療で，患者を歯科心身症と考えた時には広義の概念で用いていることが多い．

図1　歯科心身症の定義

表1　うつ病性障害（Depressive Disorder）：DSM-5より

下記症状がほとんど1日中，ほとんど毎日あり2週間にわたっている症状のために著しい苦痛または社会的，職業的，または他の重要な領域における機能障害を引き起こしている．これらの症状は一般身体疾患や物質依存（薬物またはアルコールなど）では説明できない．

以下の症状のうち，少なくとも1つある
1. 抑うつ気分
2. 興味または喜びの喪失
さらに，以下の症状をあわせて，合計で5つ以上が認められる
3. 食欲の減退あるいは増加，体重の減少あるいは増加
4. 不眠あるいは睡眠過多
5. 精神運動性の焦燥または制止（沈滞）
6. 易疲労感または気力の減退
7. 無価値感または過剰（不適切）な罪責感
8. 思考力や集中力の減退または決断困難
9. 死についての反復思考，自殺念慮，自殺企図

患者さんは歯の不調を感じれば歯科を，胃の不調を感じれば胃腸科を受診します．けれどもその症状の根本には精神疾患が関わっている可能性があるということです．診察や検査をしても所見が認められない場合や所見と患者さんが話す主訴とが一致しない場合は次のような精神疾患が関与していないかを検討します．

ここでは心の病気を測るものさしの1つとして広く用いられているDSM-5[1]（米国精神医学会：精神疾患の診断・統計マニュアル．2013）を参考に，身体にも症状が出る精神疾患の代表的な「うつ病性障害」「身体症状症」「病気不安症」の3つについて取り上げます．

(1) うつ病性障害（Depressive Disorder）

一般的に「うつ病」とよばれます．**表1**にあるように抑うつ気分ないしは興味や喜び

表2　うつ病で訴えられる身体症状[3]

・口が乾く	・重く，締めつけられるような頭痛がある
・味が感じられない	・めまいがする
・耳鳴りがする	・吐気がある，嘔吐する
・首や肩がこる	・動悸，息切れがする
・腹痛がある，ひどい便秘や下痢がある	・全身に汗をかく
・手足がしびれる	・性欲がない
・体が冷える	・疲れやすい，だるい
・頻尿がある，排尿が難しい	

表3　身体症状症（Somatic Symptom Disorder）；DSM-5 より

A．苦しいあるいは日常生活の著しい妨げとなっている1つまたはそれ以上の身体症状
B．次の少なくとも1つによって明らかにされる身体症状または健康上の関心に関連する過剰な考え・感情あるいは行動 　1．症状の重症度に関する不適切で持続的な考え 　2．健康や症状に関する持続的な強度の不安 　3．過度の時間と労力をこのような症状や健康上の関心に費やす
C．どの身体症状も連続性に存在するわけではないが，身体症状が出る状況は持続性である

の喪失といわれる感情に関わる疾患です．感情の変化が全体的な活動性の変化を伴います．遺伝や生物学的要因と心理・社会的な要因とが関係しており，心療内科や精神科の医師が病気の特徴や重症度を診断し，生活指導や薬物療法，心理療法などの治療方針が決まります．

　うつ病の状態の心を理解するうえでのキーワードは「後悔」と「抑制」です[2]．病気が支配している時の思考傾向は「もう取り返しがつかない」といった過去に向かうベクトルを示します．このようにものの見方や考え方の幅が狭まってしまうため，これまではできていた行動や判断に時間がかかったり，難しくなることがあります．またうつ病は内科などの領域で身体の症状として訴えられることが多いといわれています．正式な病名ではありませんが「仮面うつ病」とよばれる身体症状が前面になり，精神症状があまり認められないうつ病もあります．うつ病と関連がある身体症状として代表的なものを**表2**にあげました[3]．特に口腔内のこととしては「口が渇く」や「味が感じられない」と訴えられることがあります．また顔面領域や口腔内の痛みを訴えることも多く，診断には注意が必要です．

(2) 身体症状症（Somatic Symptom Disorder）

　身体症状症とは一般的な身体疾患を示すような身体の症状がありながら，身体疾患，物

表4 病気不安症（Illness Anxiety Disorder）：DSM-5より

> A. ある重い病気に罹患している，あるいは罹患するという先入観
> B. 身体症状はないか，あったとしても，症状の強さはごく軽度である．もし別のことで治療が必要となる状況が現れても，あるいは治療を要する状況に至る高い危険性があるとしても（例えば重症疾患の家族歴），その先入観は明らかに行き過ぎているかまたは偏っている
> C. 健康への高水準の不安があり，自身の健康状態について容易に怯える
> D. 過剰な健康関連行動を取ったり（病気の兆候を繰り返しチェックする），あるいは不適切な回避行動（診察を受けようとしない）をとる
> E. 病気に関係する思い込みは少なくとも6カ月の間認められるが，その間に恐怖の対象となる具体的な病気は変化し得る
> F. 病気に関係する先入観は，身体症状症，パニック症，全般不安症，醜形恐怖症，強迫性症，妄想性障害の身体型など，他の精神疾患ではうまく説明できない

質の直接的な作用，他の精神疾患では完全に説明できない症状があることをいいます（**表3**）．症状は本人に苦痛や能力の低下を引き起こし生活に支障をきたします．そして，その身体症状は詐病とよばれるような意図的なものではありません．「からだことば*」として理解すると，いろいろ話をうかがう中で，本人の心の葛藤やストレスが伝わってくることもあります．しかしそのことを言葉で説明しても本人には届きません．患者さんにとって身体症状はリアルなものとして体験されているため，「身体に原因があるに違いないので，みつけてほしい」とかたくなです．そのため心理面への直接的なアプローチには拒否的な態度を見せることが多いです．「こういうことが負担なのかもしれない」と随時仮説を立て，そのことに間接的に配慮します．

（3）病気不安症（Illness Anxiety Disorder）

病気になってしまうのではないかという不安に囚われる症状です．前項の身体症状症とは実際に身体症状がないという点で異なり，「病気になるのではないか」という不安がメインになります（**表4**）．過度にテレビや新聞の病気に関する内容をチェックしたり，インターネットで情報を集めたりします．専門用語を多く使用しながら話をされることもあります．しかしその知識が健康の役に立っている感じがせず，表層的な印象を受けることが少なくありません．診察や検査の結果，身体医学的に異常がないと説明を受けても安心には繋がりません．それを意図しているわけではありませんが，病気について話したり原因を探したりする過程を通して自分を表現し人と関わるような側面があります．本人の中

---

* **からだことば**
身体の状態を表現することばであると同時に，その心情をも内包することばのことです．例えば，「胸が痛む」，「腰を据える」，「歯がゆい」などがあります．

で，身体に関する考え方に揺るぎない確信がみえると，より病理の深い心気妄想の可能性があります．

　このように身体の症状を訴える患者さんの背景に精神疾患が関わっていることがあります．このような病気が関連しているケースでは身体の治療だけでは症状が改善しない，または医療行為として不要な侵襲を与えてしまう場合があります．目の前にいる患者さんに対して詳しい病気の名前までわからなくとも，一般的な歯科治療ではなく，広義の歯科心身症としての対応が必要ではないかと気づくことが大切です．まずは患者さんの言葉に耳を傾け，様子を観察し口腔内を確認します．判断が難しい場合は必ず他のスタッフと話し合う機会を設けるようにしましょう．

　この「何か変だな」という感覚が重要になります（参照▶40頁〜「どんな評価法があるの？」）．十分な検討を行ったうえで，今の状態から考えられることや今後の対応策を患者さんに説明します．必要であれば，他科の受診を促します．すぐに不可逆的な処置を行わずに一度立ち止まることで患者さんにとっても，医療者側にとっても無用な侵襲を避けることができます．

COLUMN 01　不定愁訴とは

　全身の倦怠感，疲れやすさ，頭が重いといった漠然とした身体症状の訴えで，医学的に説明できないものを不定愁訴といいます．近年，国際的にMUSと表現されるようになってきています．またMUSの中で機能的症状という面からFSSという概念も使用されます．本書でとりあげている身体症状症や狭義の心身症との重なりが指摘されています[4]（図）．

① MUS（Medically Unexplained Syndrome）

　医学的に説明できない症状です．この中には，①未知の疾患による身体症状，②医療関係者の能力不足のために未診断のまま放置された身体症状，③詐病および虚偽性障害，④身体症状症および⑤ストレスによって誘発された症状や愁訴が含まれています．

　患者さんの特徴としては，QOLが低下し，身体機能が損なわれ，身体症状への執着がきわめて強く，「異常はありません」という医療者の説明に納得せず，心理的要因の関与を認めようとせず，執拗に検査や治療を求めます．

② FSS（Functional Somatic Syndrome）

　患者さんが訴える症候，苦悩や障害の程度が確認できる組織障害の程度に比べて大きいさまざまな症候群です．なお身体症状が中心となる精神疾患もあり，また薬物による副作用などで身体症状が現れる場合もありますので慎重に評価する必要があります．

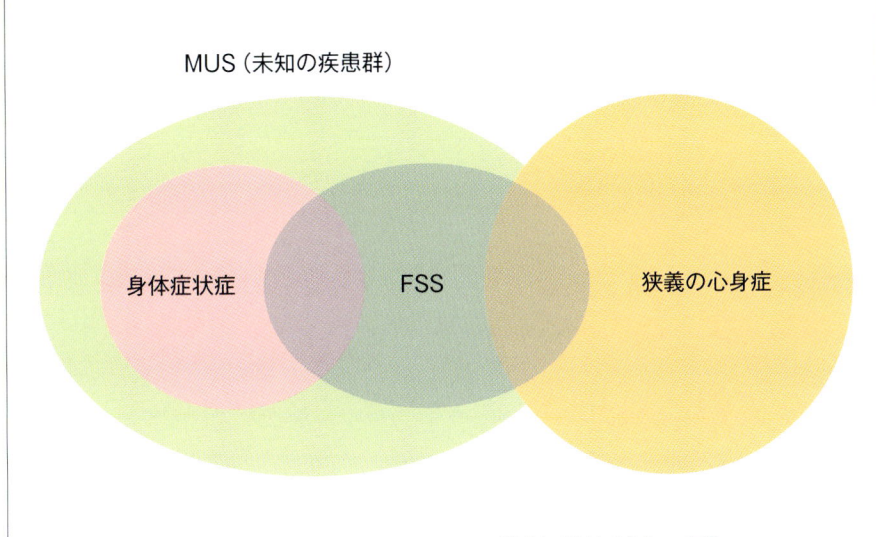

- MUS(Medically Unexplained Syndrome)：医学的に説明できない症状
- FSS(Functional Somatic Syndrome)：患者が訴える症候，苦悩や障害の程度が，確認できる組織障害の程度に比べて大きい症候群

図　MUS と FSS

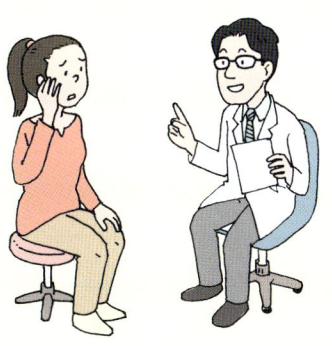

心因性とはどういう意味？

　精神障害には身体に原因のあるもの（外因性：脳病変に起因する認知症，甲状腺機能亢進症に起因する精神症状など）や，原因不明のもの（内因性：統合失調症やうつ病など）があります．そしてそれらによる症状とはいえない精神症状がメインにある疾患を心因性の精神障害とよびます．

　「心因性である」という判断をするには「現在見られる症状は，その人の育ってきた歴史や性格と，現在の環境の負荷から説明できる」ことが必要になります．

　上記の外因性，内因性，心因性は重複する場合があるため多角的に検討する必要があります．

　例えば，「最近ぼーっとしている．やる気が出ない」といった状態でも，①脳腫瘍（外因性），②うつ病の発症（内因性），③大切な人との別れ（心因性）というような原因が考えられます．

【引用文献】
1）日本精神神経学会　日本語版用語監修，高橋三郎　他訳：DSM-5　精神疾患の分類と診断の手引き．医学書院．東京，2014．
2）中井久夫，山口直彦：看護のための精神医学．医学書院．東京，2004．
3）野村総一郎：専門医が教えるうつ病．幻冬舎．東京，2008．
4）岡田宏基：MUS，FSS，身体表現性障害，そして心身症．心身医学，54（11），2014

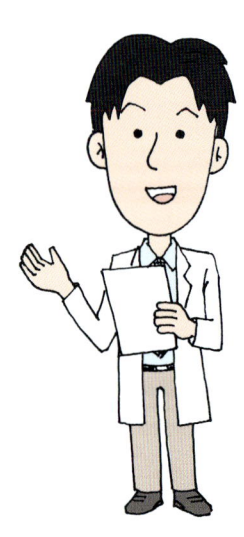

第 2 章

代表的な「歯科心身症」は？

2 代表的な「歯科心身症」は？

日本歯科心身医学会雑誌で1997年から2007年の間に掲載された論文のテーマとなった疾患は図1のような割合でした．本章では歯科心身症で多くみられるおもな疾患の特徴や検査法などについて解説します．

1）舌痛症

「舌の痛み」を主訴に患者さんが来院し，診察と検査を行った結果，舌に小さな外傷，炎症，アフタや潰瘍などの異常（他覚所見）がみつかった場合，すなわち明らかな器質的な原因がある舌痛は二次性の舌痛といい，日常のほとんどのケースがこれにあたります．例えば口腔乾燥症（ドライマウス）で口腔内が乾燥して舌に目には見えないような外傷（微小外傷）ができたり，カンジダ菌*で舌に炎症が起こると舌は痛みます．しかしながらいくら器質的な原因を探してもみつからず，患者さんの自覚症状としての痛みのみがある舌

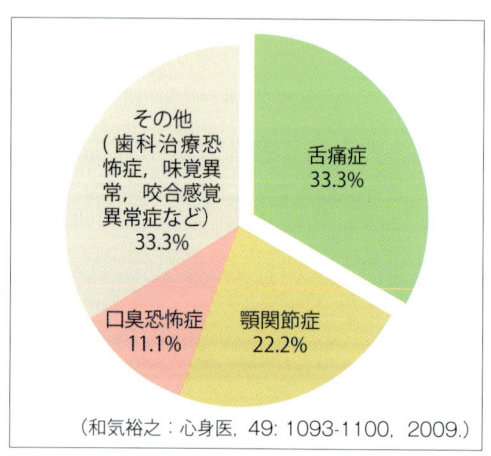

（和気裕之：心身医，49: 1093-1100, 2009.）

図1　歯科心身医学・医療で問題となる病態
（日本歯科心身医学会雑誌，1997-2007, Key wordsより）

> *カンジダ菌
> 真菌（カビ）の1種で，体調が悪い時などに炎症として，口腔粘膜の白斑や，舌の痛みを起こすことがあります．義歯使用者に比較的多いです．

痛もあり，これを一次性の舌痛（特発性）といいます．舌に問題はなさそうに見えても，患者さんが痛み[*]を訴えているのであれば，やはり痛いのです．そしてこの一次性の舌痛が舌痛症です（**表1～2，図2**）．

舌痛症は，食事などで舌に刺激が加わった時の方が何もしていない時よりも痛みが楽になることが多いです．また舌のみならず口腔内各所に灼熱感のような症状を呈する場合は，口腔内灼熱感症候群（Burning Mouth Syndrome：国際頭痛学会分類）といいます．(参照▶ 19頁～「味覚異常」，27頁～「口腔乾燥症（ドライマウス）」)．

表1　舌痛症とは

「舌痛を主訴とし，他覚的に異常所見が認められず，また，臨床検査でも特に異常値が認められないにも関わらず慢性持続的な表在性，限局性自発痛を舌に訴えるもの（日本歯科心身医学会，1984年）」と定義されている．舌のみならず口腔内各所に灼熱感のような症状を呈する場合は，口腔内灼熱感症候群（Burning Mouth Syndrome）とよばれる．

表2　舌痛症のおもな特徴

1. 連日かつ終日にわたる持続的な自発痛があり，患者さんはその痛みを「ヒリヒリ」・「ピリピリ」などと表現する
2. 痛む部位が舌尖や左右舌縁部であることが多いが，舌背部が痛むこともある
3. 何か物事に集中している時には痛みを忘れる
4. 食事中は痛みが軽減もしくは消失する
5. 痛みの原因と考えられる局所および全身疾患がない
6. 患者さんは40歳代以降の女性に多い
7. ガンに対する恐怖を有していることがある
8. 歯科治療を契機に発症することがある
9. 心理社会的ストレスの関与がみいだされることがある
10. 味覚異常や口腔乾燥を随伴することがある

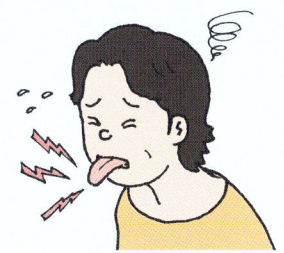

[*] **痛み**
国際疼痛学会（1979）では、次のように痛みを定義しています．「実質的または潜在的な組織損傷に結びつく，あるいはこのような損傷を表す言葉を使って述べられる不快な感覚・情動体験である」．痛みがあるからといって必ずしも傷があるとは限らないことに留意します．

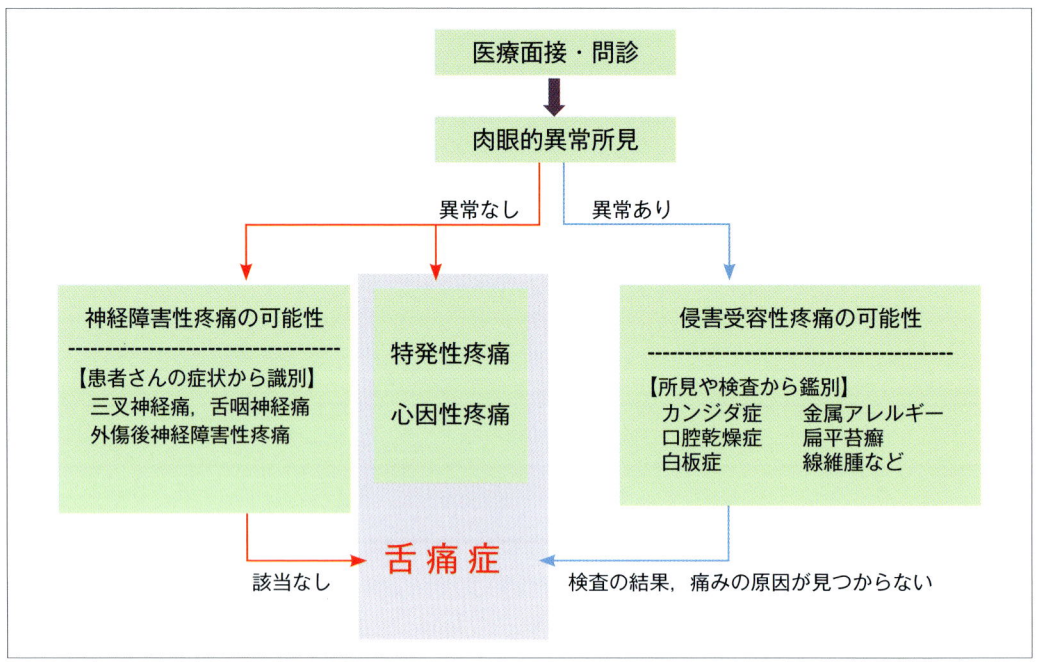

図2 舌痛症の診断の流れ

2）顎関節症

　「口を開けようとすると顎が痛い」，「顎を動かそうとすると音がする」，「口が大きく開かない」，「急にかみあわせが変化した」，「顎が閉じない」などの症状の総称です（**表3**）．そして，顎関節症と診断するためには，同様の症状を示すことのある他の歯科疾患と医科疾患を除外する必要があります．原因はさまざまな寄与因子*による多因子性（素因，誘発因子，永続化因子）です．**表4**，**図3**にそれらを示します．

　また顎関節症は**表5**のように分類されます．その中で心理社会的な問題としてブラキシズム（歯ぎしり，食いしばり）やTCH*といったパラファンクション*が重要な因子となります．

　顎関節症と診断できたら，咀嚼筋の問題なのか，顎関節内部の問題なのか，両者に問題があるのかなどを評価していきます（**図4**）．

　医療面接（病気の経過など），咀嚼筋・顎関節部の触診，口腔内の診察，開口量の測定，画像検査（パノラマ，パノラマ4分割法），また必要があれば心理テストも行います．触

---

*寄与因子
　症状の発症や継続に関わる因子．多面的で継続的な評価と対応が必要です．

表3 顎関節症の診断基準（日本顎関節学会）

顎関節症と診断するためには次の主要症状の少なくとも1つ以上を有することが必要条件である
① 顎関節や咀嚼筋などの疼痛
② 関節（雑）音（カクカク，ザラザラ）
③ 開口障害（口があまり開かない）ないし顎運動異常

※ ①〜③のいずれも有しないものは顎関節症とは診断できない．

表4 顎関節症の原因

さまざまな寄与因子 ─ 素因，誘発因子，永続化因子
・関節や筋の脆弱性
・TCH，ブラキシズム（歯ぎしり・食いしばり）
・精神的ストレス，性格など心理的なもの
・生活習慣：頬杖をつく，カラオケ，硬い物を好んで食べる，姿勢が悪い（頭部前方位姿勢：猫背），コンタクトスポーツ，スキューバーダイビング，その他（パソコン作業など）
・外傷
・咬合異常：片側でかむ，歯列不正など

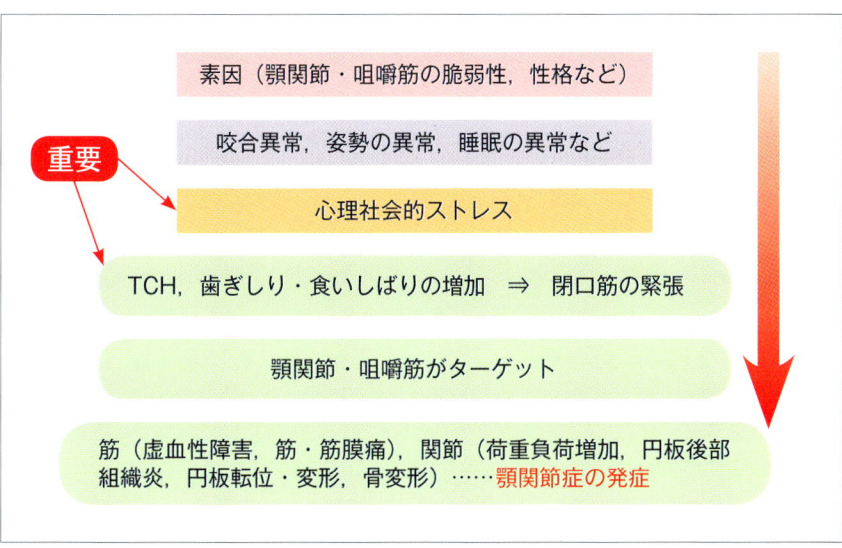

図3 顎関節症の発症メカニズム

> *TCH（Tooth Contacting Habit）
> 日中，無意識に上下の歯を接触させたままにする癖です．かみしめほど強い力ではありませんが，顎関節症，歯や舌の痛みの原因になることがあります．
> *パラファンクション
> 「オルソファンクション（正常機能）」とは反対の「異常機能」のことです．

2 代表的な「歯科心身症」は？

表5 顎関節症の病態分類（顎関節症の病態分類：日顎誌, **25**：103.2013.）

① 咀嚼筋痛障害（Ⅰ型）	
② 顎関節痛障害（Ⅱ型）	
③ 顎関節円板障害（Ⅲ型）	a: 復位性（間欠性ロックを含む） b: 非復位性
④ 変形性顎関節症（Ⅳ型）	

※1 重複診断も可．
※2 精神疾患の症状として，顎関節や咀嚼筋に痛みを訴える場合もある．ただしこの場合は顎関節症とは診断しない．

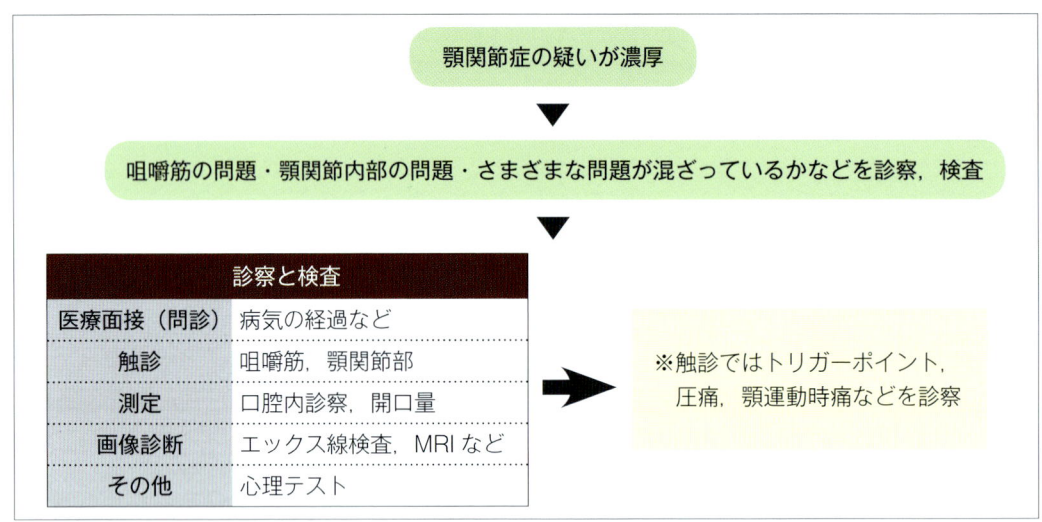

図4 顎関節症の診察・検査・診断

診ではトリガーポイント（**図5，6**），圧痛，顎運動時痛などがないか診察します．

　一般に咀嚼筋痛障害はその発症や症状の増悪・持続などに心理社会的問題が強く関係する狭義の歯科心身症にあてはまる場合があり，ストレスがかかることで痛みが再燃することが多いです．また，診察や検査で自覚症状に対応する明らかな異常がみつからない広義の歯科心身症に該当する場合もあり，治療が困難なケースもあります（参照▶2頁〜「歯科心身症とは」）．

3）口臭恐怖症

　口臭に明確な定義はありませんが，「生体活動に関連して産生された気体のうち，生理的なもの・病的なものを問わず，口腔を通して排泄される社会的許容度を超えた不快なにおい（悪臭）」ととらえられています（**表6，図7**）．
（1）生理的口臭：原因疾患はなく，例えば起床時や空腹時など，ニンニク，酒，煙草などの飲食物や嗜好品（ニンニク，キムチ，ブルーチーズなど）を摂取した時に発生します．

| 筋のトリガーポイント | ▶ | 痛みの引き金となるポイントで，該当する筋が圧迫されると痛みを生じ，他部位の痛みや自律神経症状を起こす |

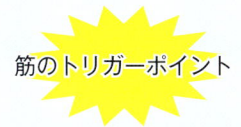

check!
咬筋，顎二腹筋前腹，側頭筋のトリガーポイントは歯に関連痛（図6）を生じる

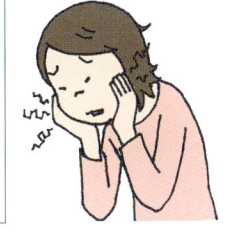

図5 トリガーポイントとは

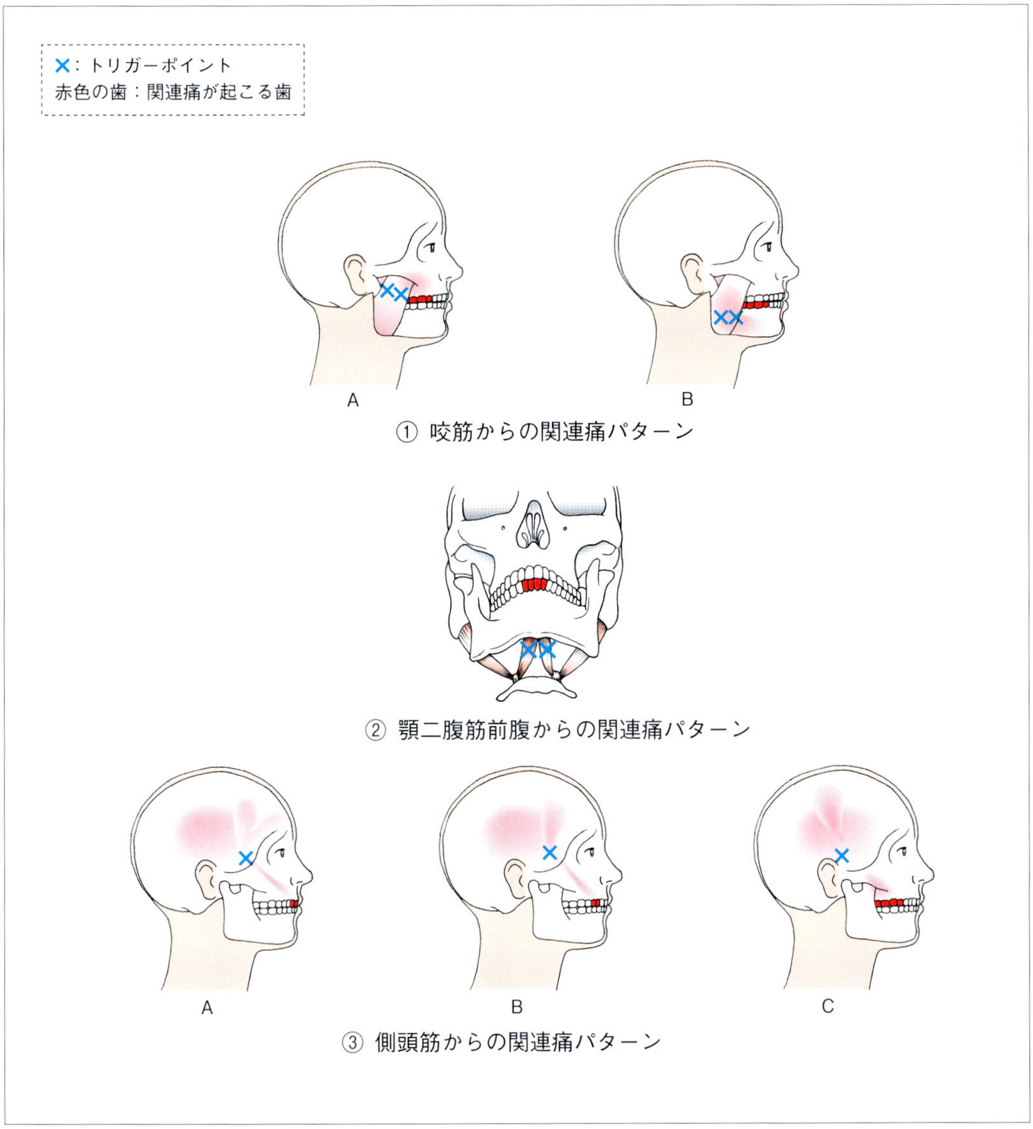

×：トリガーポイント
赤色の歯：関連痛が起こる歯

① 咬筋からの関連痛パターン

② 顎二腹筋前腹からの関連痛パターン

③ 側頭筋からの関連痛パターン

図6 咀嚼筋由来の歯への関連痛
(①, ③／Janet G. Travell, David G. Simons : Myofascial pain and Dysfunction —The Trigger Point Manual, Vol 1. Williams & Wilkins, 1983. より)
(②／Travell JG, Simons DG. 川原群大　監訳：トリガーポイントマニュアル—筋膜痛と機能障害Ⅰ. エンタープライズ，東京，1992, 228-286. より)

表6 口臭の分類

口臭の分類
1. 生理的口臭
2. 病的口臭(身体的要因による口臭)
3. 口臭恐怖症(精神疾患)
4. 病的口臭と口臭恐怖症の併存

生理的口臭と病的口臭を見分ける →
- ① 生理的口臭の場合: ・健康な人でも起床時に強く,空腹時・過労や緊張時に臭いが強くなることがある. ・治療すべき原因疾患がないことがほとんど.
- ② 病的口臭の場合: ・治療を必要とする原因疾患がある(表7).

口臭の有無,程度を判定する → 口臭検査には官能検査や口臭測定機器を用いる

口腔内および全身疾患を精査する → 歯,口腔粘膜,舌(舌苔),唾液(量,嫌気性菌)の検査などや,医科での検査を実施

↓

精神面の評価を行う →

↓

口臭恐怖がある場合には,精神的要因による口臭症を疑う →

口臭恐怖症が疑われる患者さんを見極めるためのQ&A例

患者さんへの質問例:
- (あなたは)どのようにして口臭がわかりましたか?
- どうして口臭が気になりましたか?
- その口臭によってどの程度生活に支障がありますか?

患者さんの回答例:
- 自分ではわかりませんが,他人の言動,視線,態度で気がつきました.
- 他人の迷惑になりそうなので,人混みに行くのが怖いです.

図7 口臭恐怖症の診断

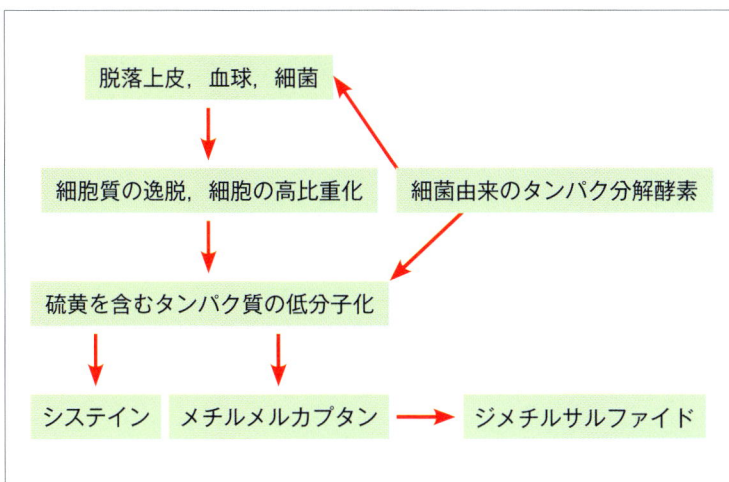
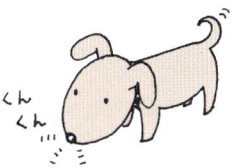

図8　VSC ガス産生過程
　まず口腔内の脱落上皮，血球，細菌などが細菌由来のタンパク分解酵素によって分解され，VSC ガスであるシステイン，メチルメルカプタンやジメチルサルファイドが産生されます．ここでのおもな原因細菌が歯周病の原因菌である嫌気性菌です．

表7　身体的要因による口臭

身体的要因による口臭	
原因の8〜9割は口腔由来（揮発性硫黄化合物（VSC ガス）が原因）	
口腔由来	う蝕，歯周病，口腔乾燥，不潔な義歯，口腔清掃不良（食物残渣，歯垢，歯石），舌苔，悪性腫瘍　など
口腔外由来	副鼻腔炎，咽頭・扁桃炎，肺炎，頸部膿瘍，肺膿瘍，悪性腫瘍，糖尿病，上部消化器疾患，呼吸器疾患，肝臓疾患，腎臓疾患，甲状腺機能異常，貧血，シェーグレン症候群，薬剤　など

基本的には問題ありません．
(2) 病的口臭：歯周病，う蝕，<u>舌苔</u>*，口腔乾燥症などその 80 〜 90% が口腔内に原因があります．歯周病菌のような嫌気性細菌が，口臭の直接的な原因物質である<u>揮発性硫黄化合物（VSC ガス</u>*，**図8**）を舌苔で産生します．同じように口腔内に存在するカンジダ菌はこのようなガスはつくりません．
　口腔外由来としては鼻咽喉疾患，呼吸器疾患，消化器疾患，肝疾患，腎疾患などがあります（**表7**）が，肝・腎疾患はかなり進行した状態でないと臭いません．

---

* **舌苔**
舌乳頭と角化物，微生物，食物残渣，剥離上皮や白血球などからなり，消化器疾患，熱性疾患，自浄作用の低下や口腔清掃の不良などで増加します．
* **揮発性硫黄化合物（VSC ガス）**
硫化水素，メチルメルカプタン，ジメチルサルファイドなどから構成されるガスです．口腔内の嫌気性細菌が血液，剥離上皮細胞や食物残渣などの含硫アミノ酸を分解して産生されます．

口臭の有無，程度の判定には，口腔内および全身疾患の精査が必要となります．口臭検査には官能検査*や口臭測定機器を用いる方法があり，また歯，口腔粘膜，舌（舌苔）や唾液（量，嫌気性菌）の検査などを行います（図9）．

（3）口臭恐怖症

　実際は臭わないのに本人が臭うと思い込んでいる場合などで，精神疾患との関係が問題となります（図10）．生理的な口臭を悪臭ととらえたり，あるいは実際には軽度の口臭でもそれを重度の悪臭と考えて，重症（悪性）の病気にかかっている恐怖やその考え方にとらわれます．

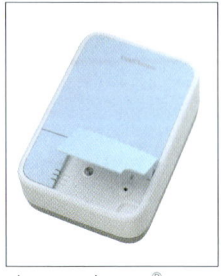 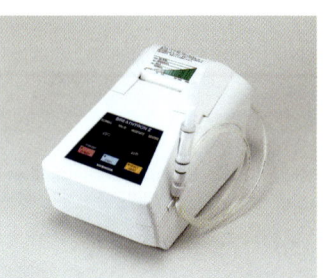 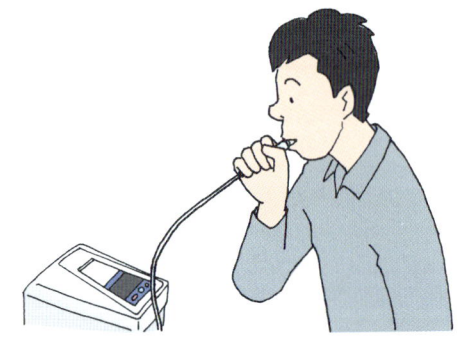

オーラルクロマ®　　ブレストロンⅡ®（ヨシダ）
（日本歯科商社）

図9　口臭測定器

図10　口臭症と自己臭症（自己臭恐怖症）の原因と対応

> *官能検査
> 訓練された測定者が患者さんの呼気を30cm以下の一定距離で直接嗅ぐか，呼気をビニール袋などに溜めてもらい，別室でこれを嗅ぐ方法です．

なお，一般的に口臭はまわりの人にはわかりますが，自分では気がつかないことが多いものです．

 ## 4）味覚異常

「味がわからない」，「食べ物が美味しくない」，「口が常に苦い」，「インプラントの手術後，味がおかしい」などの症状を訴えて来院される患者さんがいます．

味覚異常は，しばしば亜鉛の欠乏が問題になりますが，実際の原因は多彩であり，身体疾患，精神疾患，薬剤の副作用などを検討する必要があります．味覚は，甘味・塩味・酸味・苦味が基本味覚とよばれます．さらにこれら4つをあわせた「旨味」を加え5味覚とよびます．

味覚を感じる味蕾（**表8**）はおもに舌の有郭乳頭，葉状乳頭，茸状乳頭および軟口蓋，下咽頭，喉頭蓋舌面など，広範囲に分布しています（**図11**）．味覚の量的な変化には原因不明の特発性味覚障害や味覚過敏などがあり，質的な変化には錯味，悪味，解離性味覚異常，幻味（自発性異常味覚）などがあります（**表9**）．味覚異常の原因でもっとも多いのは薬剤性です．

（1）味覚異常の原因
①味蕾周囲の変化
味蕾がなんらかの障害を受けることによる．
〈例：口内炎，扁平苔癬，白板症，舌炎，地図状舌，外傷，火傷，放射線治療など〉
②味蕾生成の阻害
味蕾生成（ターンオーバー*は大体1カ月）に必要な要素の欠乏などによる．

表8　味蕾とは

味覚の終末装置	大きさは長さ70〜80μm，中央部の径40μmの紡錘形の器官で，味細胞（Ⅰ〜Ⅲ型）と支持細胞からなり，口腔粘膜側に味孔という小孔が開いている．
分布	おもに有郭乳頭，茸状乳頭，葉状乳頭などの舌組織で，他に口蓋などにも存在し，成人で約1万個ある．一般的に45歳以降で減少しはじめ，70歳以降で急速に減少する．なお糸状乳頭には存在しない．
神経支配	有郭乳頭より前方で舌の前2/3は舌神経（顔面神経経由の鼓索神経）により，後方1/3は舌咽神経や迷走神経，軟口蓋は大錐体神経（顔面神経経由）により支配されている．

* **ターンオーバー**
代謝回転といい，細胞や組織が生体分子を合成し，一方で分解していくこと，すなわち古い組織や細胞が新しいものと入れ替わることです．

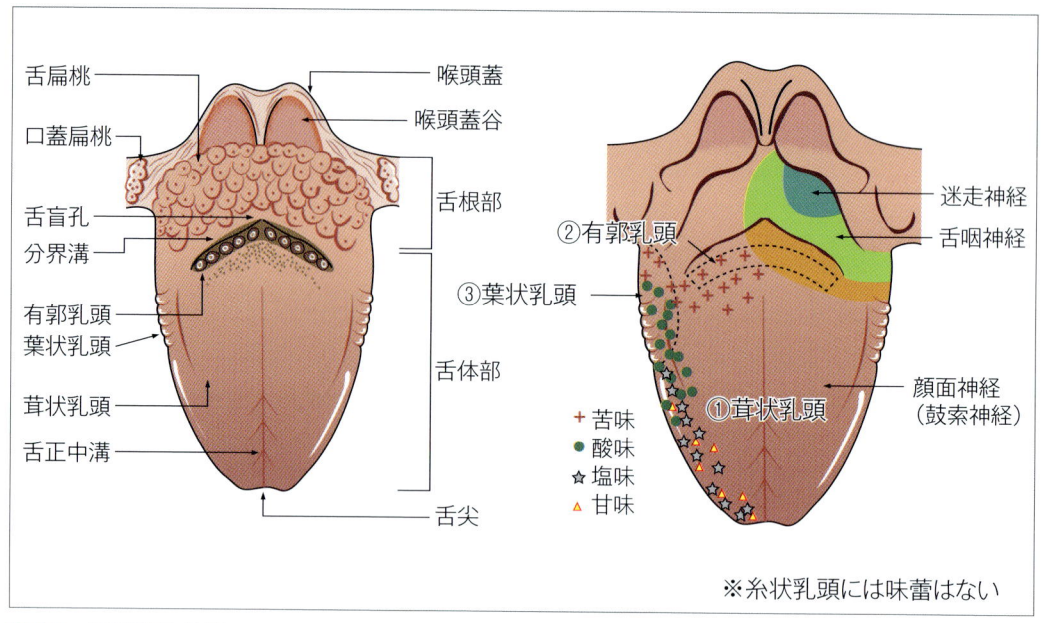

図11 舌の解剖と味覚
(別部智司　ほか編：臨床家のための舌診のすべて―東洋医学・西洋医学の融合．医歯薬出版，東京，2005．)

表9　味覚異常の症型分類

味覚消失，無味症	味がまったくわからない．
味覚減退	味の感じ方が弱くなる．味が薄く感じる．
自発性異常味覚	口の中に何もないのに甘味・塩味・酸味・苦味・砂の味などが常に存在すると感じる．
悪味症	ある食物または食品が嫌な味として感じられる．
異味症	ある食物または食品や飲料が本来の味と異なった味質として感じられる．
錯味・味覚錯誤	ある味質を本来の味質とは異なった味質として感じられる．
味覚過敏	ある味質が特に強く感じられる．
解離性味覚障害	甘味・塩味・酸味・苦味の味質のうち，1つから3つの味質がわからない．
片側性無味覚	口腔内の片側の味覚がなくなる．

〈例：亜鉛欠乏症，低・高銅血症，ビタミンA欠乏症，ビタミンB群欠乏症，貧血など〉
③味物質の味蕾到達阻害
　　味孔（味蕾の入口）がふさがれることや，味質が溶け込むのに必要な唾液の減少による．
〈例：舌苔，カンジダ症，喫煙，口腔乾燥症，シェーグレン症候群，放射線治療など〉
④味覚神経の障害

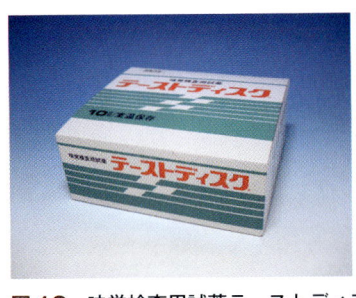
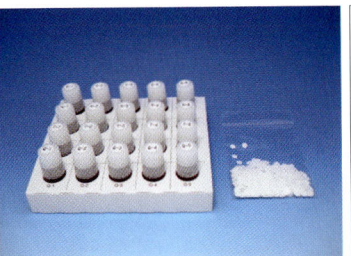

図12 味覚検査用試薬テーストディスク®（三和化学）

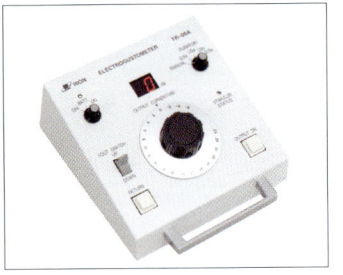

図13 電気味覚計TR-06®（リオン）

鼓索神経，大錐体神経，舌咽神経，上喉頭神経の病変および障害などによる．

⑤脳（中枢）の障害

脳内の味覚野における病変および障害による．

〈例：腫瘍，出血，外傷〉

⑥三叉神経障害や嗅覚障害に起因

歯ごたえ，舌触り，香り（におい），風味の感じ方に変化があった場合．

〈例：義歯の装着やインプラントなど，急性鼻炎や副鼻腔炎など〉

⑦精神科疾患

味覚異常の約10％は，心身医学的・精神医学的な要因が関係しているとされています．特にうつ病などに注意をする必要があります．

⑧その他

特発性味覚障害とよばれる原因が不明なものと薬剤性味覚障害（降圧利尿薬，冠血管拡張薬，肝疾患治療薬，抗菌薬，抗ガン剤などの副作用で，亜鉛代謝に影響（例えばキレート能）を与えるなどが推測されている）が考えられています．頻度は，両者で全味覚障害の約60％とされています．

睡眠薬のアモバン®は唾液中に分泌されて苦味の異味覚症状が出ることがあります．

（2）味覚異常の診断

さまざまな原因があるため，医療面接で患者さんの既往歴（特に腎不全，肝不全，糖尿病，消化器疾患，貧血，うつ病，服用薬の副作用など），また現病歴なども十分聴取し，視診で舌乳頭や粘膜の状態を十分診察した後，以下の検査を行います．

①ろ紙ディスク試薬法（図12）

ろ紙ディスクによる味覚定性定量検査用試薬．直径5mmのろ紙に甘味・塩味・酸味・苦味の溶液（5段階の濃度）をしみこませ，舌前方・舌後方・軟口蓋で検査します．

②電気味覚検査（図13）

直径5mmの端子に微弱な電流を流し，舌前方・舌後方・軟口蓋における味覚神経機能を定量的に検査します．

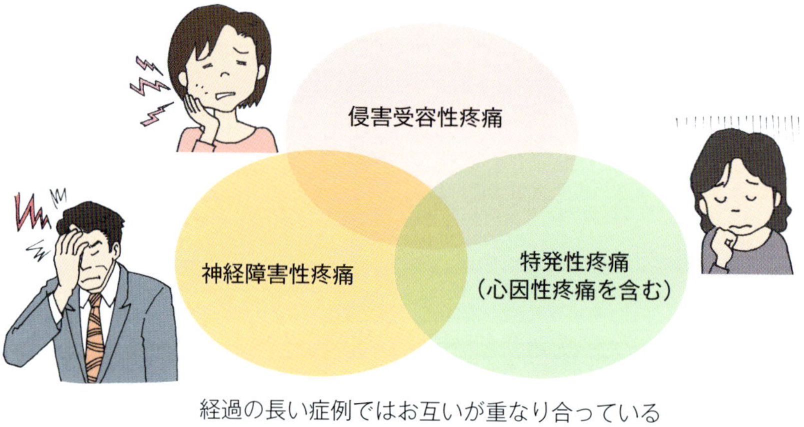

疼痛の種類	特徴	例
侵害受容性疼痛	外傷などで体の組織に害を及ぼすような強い刺激（侵害刺激）が加えられると，神経線維が興奮して電気信号を脊髄，脳へ向けて伝達して感じる痛み．	歯髄炎 骨折
神経障害性疼痛	神経損傷など神経組織そのものが傷害された結果，創部が治癒した後も感じる痛み．	三叉神経痛 帯状疱疹後神経痛
特発性疼痛 （特に心因性疼痛）	臨床所見からみて痛みの程度や訴えが著しく，原因不明の痛み． 心理的障害が多大な影響力をもって生じていると思われる痛みを含む．	身体症状症 うつ病など

図 14　疼痛の種類

5）特発性歯痛 (図14)

　歯科医院で遭遇する歯の痛みのほとんどは，う蝕，歯周病，歯髄炎，外傷などの器質的疾患によるもので，これらの痛みは侵害受容性疼痛とよばれています．一方，器質的疾患が見られないにも関わらず存在する痛みに神経障害性疼痛（ニューロパシックペイン）というものがあります．この痛みは神経系の損傷や機能異常が原因またはきっかけとなって発症します．例えば下顎埋伏智歯の抜歯や下顎臼歯部へのインプラント体の埋入時などに下歯槽神経を損傷し，オトガイ神経支配領域に異常痛や異常感覚が発生する三叉神経ニューロパシーはその代表的なものです．しかしながら侵害受容性疼痛や神経障害性疼痛でも説明のつかない歯痛も存在し，原因のみつからないものを特発性歯痛とよびます．こ

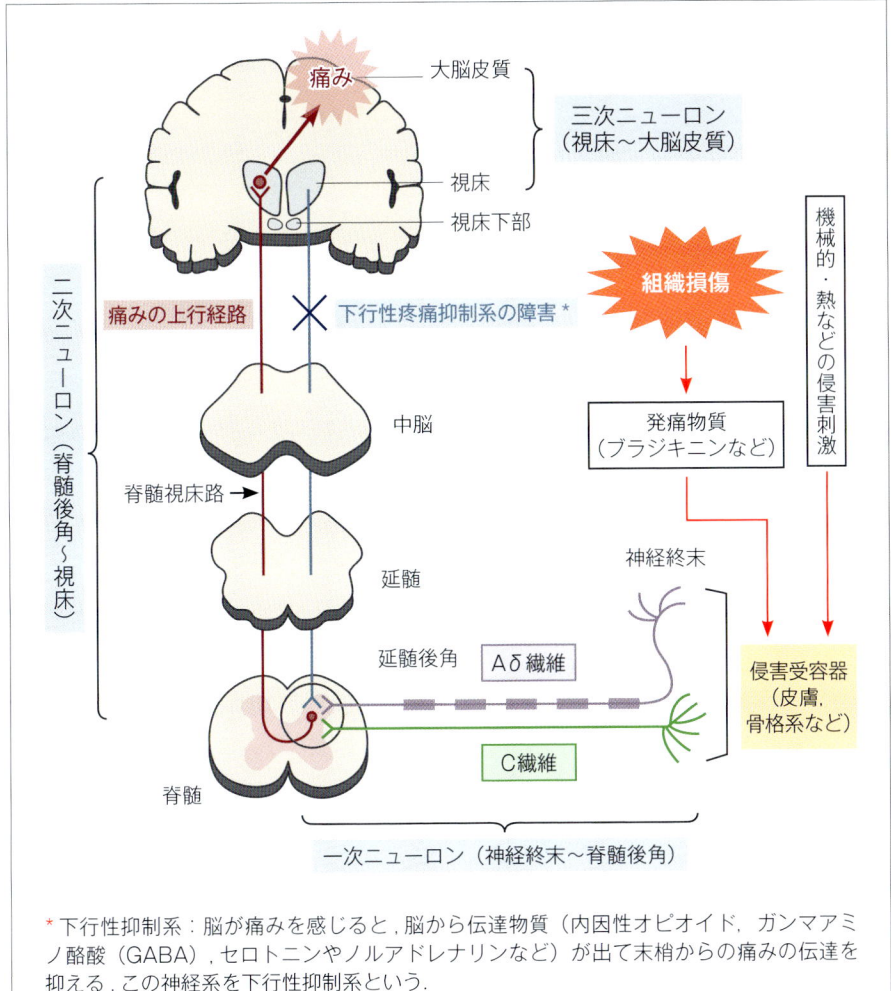

*下行性抑制系：脳が痛みを感じると，脳から伝達物質（内因性オピオイド，ガンマアミノ酪酸（GABA），セロトニンやノルアドレナリンなど）が出て末梢からの痛みの伝達を抑える．この神経系を下行性抑制系という．

図15 痛みの回路

の中には精神科医が診察すると精神疾患や心理社会的要因が原因の歯痛がみつかることがあります．このような歯痛では，抜髄や抜歯などの後戻りのできない処置（不可逆的処置）は行わず，可逆的処置をすることが大切です．そして，高次医療機関との連携が必要なことが多いです．

　中枢における疼痛処理過程で痛みの修飾や増幅することが原因と考えられています（図15）．その仮説の1つにフィルター理論（参照 COLUMN 03）があります．

　特発性歯痛は他の慢性疼痛（頭痛，線維筋痛症，筋・筋膜痛など）と併存することも多いようです．痛みが数カ月以上持続し，局所麻酔の効果は不明瞭で，客観的にみて器質的障害の所見や画像所見での異常は認められません．

フィルター理論とは

「歯が痛い」や「つめものが高い気がする」といった患者さんの訴えがあります．これらの感覚はそれぞれの末梢感覚器からシグナルとして中枢神経に伝達されていき，最終的に脳で情報として処理された結果です．この情報処理の過程において伝達されたシグナルは脳の回路の中でフィルターにかかり必要な情報とそうでない情報とに振り分けられます．これを身体感覚知覚のフィルターモデルといいます．この脳の中のフィルターは選択的注意，感染，健康への不安，うつ感情，気分転換欠落などによってその網の目の粗さが変化し，機能が低下するといわれています．つまり，そのような条件がそろうと脳の働きによって普段は意識されないような刺激に対して敏感になってしまうということです．「痛い」から「気になる（選択的注意）」だったはずが，いつのまにか「気になる」から「痛い」への悪循環におちいってしまうことがあります．そのような時はその患者さんの様子にあわせて声かけを工夫してみましょう（図）．

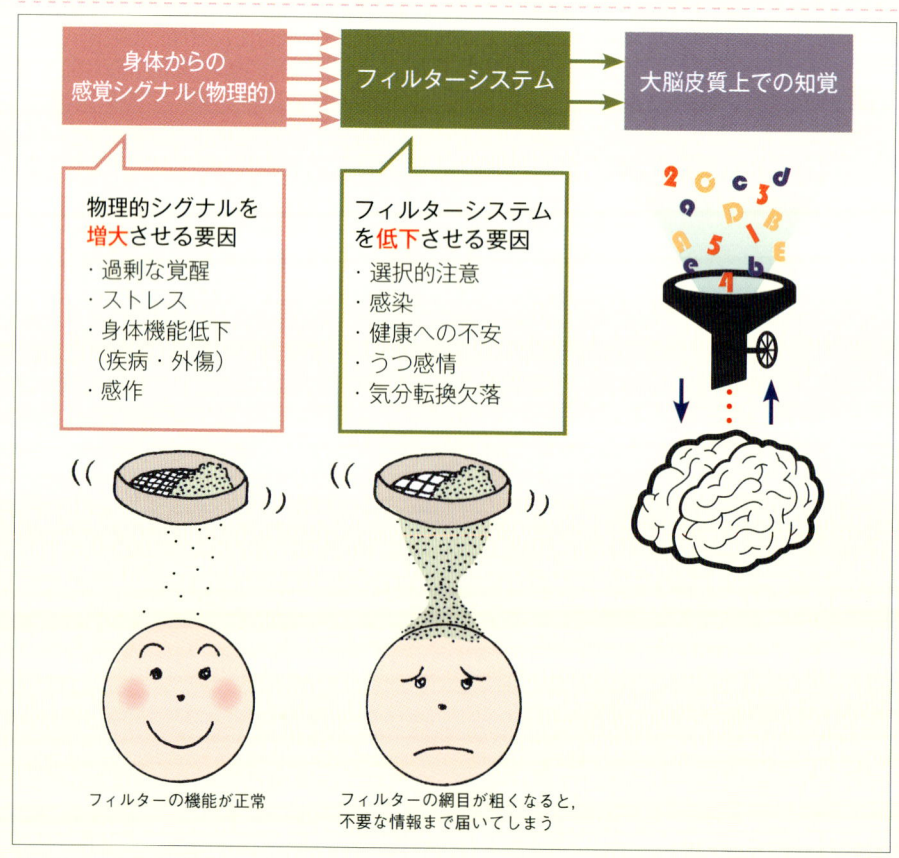

図　フィルター理論
(Rief W, Barsky AJ：Psychobiological perspectives on somatoform disorders. *Psychoneuroendocrinology*, **30**(10):996-1002, 2005. より)

表10 咬合違和感症候群

広　義	狭　義
咬合違和感を訴える病態の包括的症候群で，明らかな咬合の不調和が認められる場合も，また明らかな咬合の不調和が認められない場合（いわゆる特発性）のものも含める．	咬合とは無関係に特発的に発症するもの．

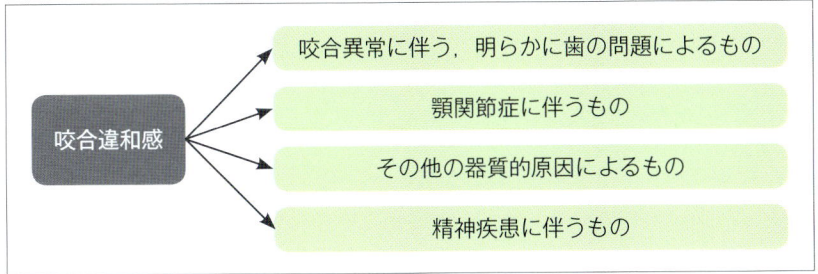

図16　咬合違和感の分類①

6）咬合違和感症候群

　患者さんが「かみあわせが不快」「かみあわせが不安定」「どこでかんでいいかわからない」などと訴えた場合を咬合違和感症候群（広義の咬合違和感／**表10**）といいます．多くの場合はう蝕，歯周病や不良な補綴装置が原因ですが，咀嚼筋・顎関節の問題，顎顔面部の外傷などが原因となることもあります．しかしながら，いくら調べてもこれらの異常を認めないにも関わらず，咬合の違和感を訴える患者さんがいます．このような状態を狭義の咬合違和感症候群といい，末梢や中枢神経系，自律神経系，内分泌系の問題，精神疾患などさまざまな原因が考えられます．具体的には脳の敏感性（疼痛や不快に対する閾値が低い，感受性が高く，許容度が低い），性格（神経症傾向，内向性），精神疾患，心理社会的ストレス，医原性（医療者との不良な関係性，医師・歯科医師による洗脳的な医療）などがあります．そのため，患者さんが咬合違和感を訴える場合は身体面，精神面，環境面からの多面的な対応が大切で，歯科疾患の可能性，医科疾患（ジストニア，ジスキネジア（参照▶ COLUMN 05），身体症状症，病気不安症，抑うつ障害群や不安障害群に含まれる疾患，また妄想性障害など）の可能性，そして併存の可能性を考慮する必要があります（**図16〜17**）．なお，狭義の咬合違和感症候群は，ファントムバイト症候群*とほぼ同じ病態です．**表11**に患者さんの特徴について記載します．

> *ファントムバイト症候群
> 歯科治療後に患者さんが訴える原因不明の咬合の違和感に関してよく用いられる用語です．

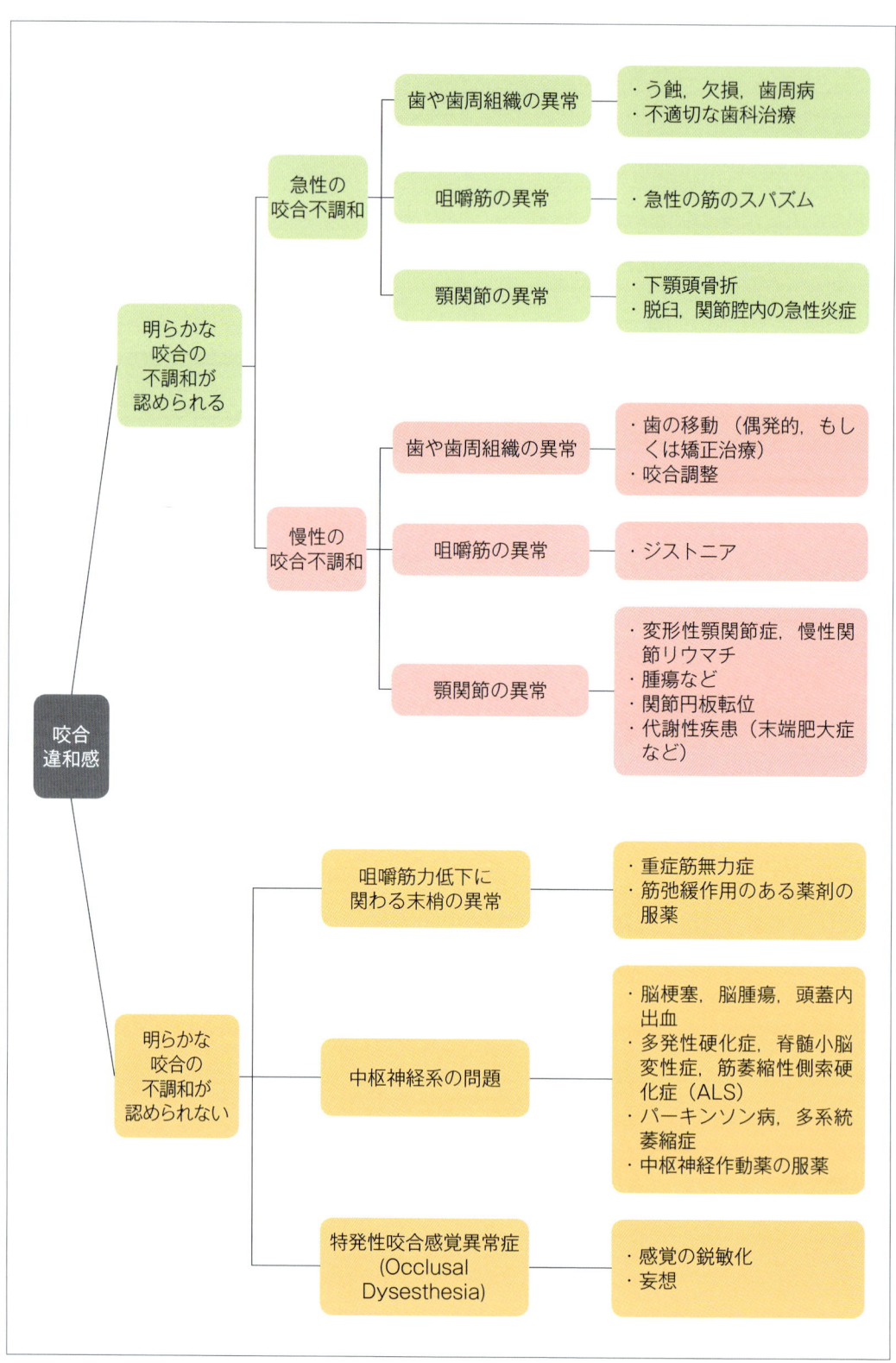

図17 咬合違和感の分類②
(窪木拓男:咬合違和感への対応―咬合感覚異常症の疾患概念確立に向けて.デンタルダイヤモンド,**34**(486):62-67,2009.より)

表11 咬合違和感症候群患者の特徴

- 原因が見当たらないが，執拗に症状を訴える．
- 他覚所見に比べ，不釣り合いなほど自覚症状が強い．
- 身体の他の部位にも，さまざまな愁訴がある．
- 不安傾向を示す挙動がある．
- 非常に詳細な現病歴の書類や絵などを持参する．
- 症状に関し，非常に些細なことまで，強迫的なこだわりをもっている．
- 同じ症状に対して複数の医療機関を受診する．
- 病歴が長い．
- こちらの説明への理解度が低い．
- 自分の希望する治療法を術者に強要する．

表12 過換気症候群の症状

- 若い女性に発症する割合が高い
- 呼吸困難，緊張などを伴う速くて大きな呼吸の反復
- 心悸亢進
- 空気飢餓感
- 不安，動悸，めまい
- 四肢のしびれ感，四肢の硬直，痙攣
- 失神感，意識障害など

 7）過換気症候群

痛み，不安や恐怖などの精神的ストレスで発作的に過呼吸が誘発され，全身のさまざまな症状へ波及する症候群です（表12）．過換気症候群に陥ると不安感はより増大し，呼吸困難感や空気飢餓感を強く感じ始めるため，一層過換気が進行し，悪循環となります．その病態は情動による過換気発作で動脈血のCO_2分圧が低下し，pHの上昇による呼吸性アルカローシス*と交感神経の機能亢進です．

歯科治療においてはタービンの音，局所麻酔薬の注射や治療時の痛みなどで発作が起こることがあります．同様の症状は他の疾患でも起こり，この中には致死的な病態も含まれているため，鑑別が必要です（図18）．原因疾患としてはその基盤に不安障害群，パニック障害や転換性障害などの精神疾患があるとされていますが，副甲状腺機能低下，心筋梗塞などの心疾患や脳梗塞などの脳内疾患などの身体疾患を除外する必要があります．

 8）その他

(1) 口腔乾燥症（ドライマウス）

口や喉が渇く，口腔内がヒリヒリ痛む，ザラザラする，ネバつく，味覚がおかしいなどの症状を訴えます（表13～14）．さまざまな原因によって（表15），口腔粘膜が乾燥し，粘膜の保湿度（粘膜のヌメリの度合い）が低下した病態です（図19）．唾液による自浄作用が減少し口腔内の衛生状態が悪化するため，う蝕の多発や歯周病の進行が起こります．

---

*アルカローシス
動脈血のpHが7.45以上になり酸と塩基のバランスが崩れた状態です．

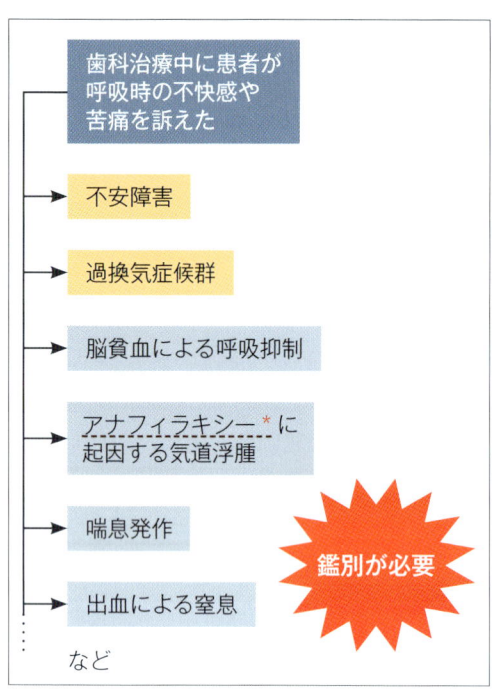

図18 歯科治療中に患者が呼吸の異常を訴えた場合

表13 口腔乾燥症（ドライマウス）のおもな訴えと病態

- 口が渇く
- 喉が渇く
- 口の中がヒリヒリ痛む
- 口の中がザラザラする
- ネバつく
- 味覚がおかしい
- 口腔粘膜が乾燥したり，粘膜の保湿度（粘膜のヌメリの度合い）が低下した病態
- 患者の多くは舌痛や味覚異常を伴う

表14 口腔乾燥症の分類

唾液分泌量の低下	口腔からの唾液蒸発	口腔内の乾燥	分類
あり	―	あり	器質的な疾患，薬剤性
なし	あり	あり	口呼吸
なし	なし	―	精神疾患

表15 実際に唾液量が減少する原因

A. 全身性または代謝性のもの（体液，電解質平衡の変化など）	
1. 熱性疾患，発汗過多，脱水症，下痢，尿崩症	4. 悪性貧血，鉄欠乏性貧血
2. 糖尿病，甲状腺機能亢進症	5. 過度のアルコール摂取，過度の喫煙，過呼吸，口呼吸
3. 心不全，腎機能不全，尿毒症	
B. 神経性または薬剤性のもの	
1. ストレスなどの精神的緊張など	3. 顔面神経上唾液核，顔面神経分泌枝の障害
2. 脳腫瘍，脳外傷など中枢性の問題	4. 薬剤性
C. 唾液腺自体によるもの（唾液腺の器質的変化を伴う）	
1. 唾液腺腫瘍	5. 慢性硬化性変化
2. 唾液腺炎	6. シェーグレン症候群など
3. 放射線照射	7. 先天性腺萎縮
4. 老人性変化（腺機能低下）	

> *アナフィラキシー
> 抗体をもつ個体に抗原（生体にとっての異物）が侵入して抗原抗体反応が起こり，呼吸困難やショックを起こすことです．

また口腔内が乾燥していると，粘膜に微細な外傷を生じやすくなり舌痛症との鑑別が必要となる場合があります．カンジダ菌も繁殖し，カンジダ性口内炎も起こりやすくなります．

実際の唾液量を調べるには唾液分泌量検査（**図20**）や，カンジダ菌の繁殖の有無を判

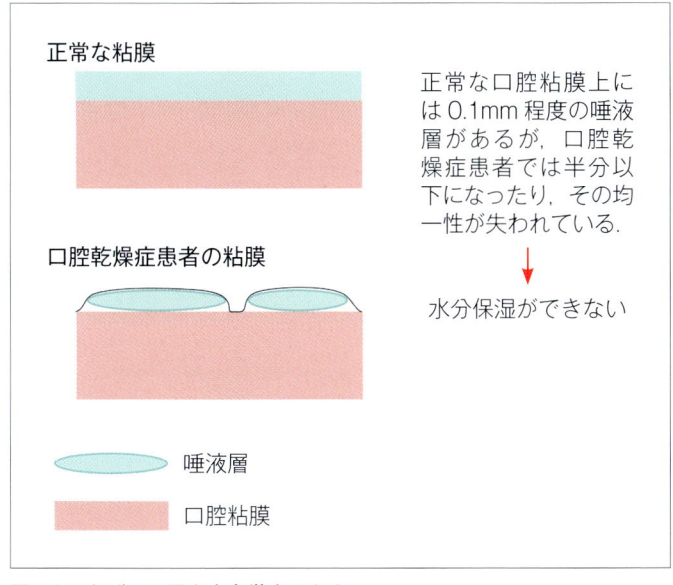
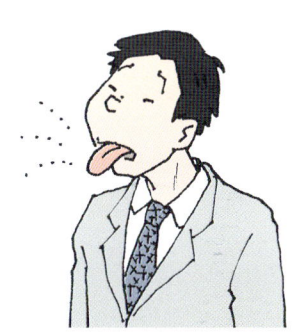

図19 なぜ口の渇きを自覚するか？

検査	方法	唾液量の評価
ガム試験 （刺激時唾液）	10分間ガムをかんでもらい，出てくる唾液を紙コップなどに出させ，その量をシリンジなどで計測する	10mL以下：少ない
サクソン試験	ガーゼを2分間かんでもらい，その重さを計測する	2g以下：少ない
安静時唾液	①1分間安静にしてもらう	0.1～0.35mL：少ない 0.1mL以下：極めて少ない
	②15分間安静にしてもらう	1.5mL以下：少ない

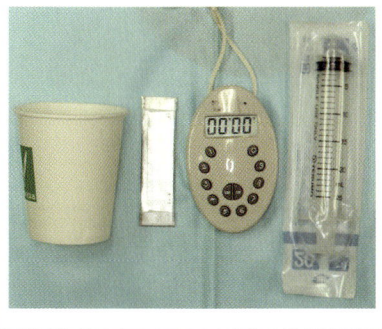
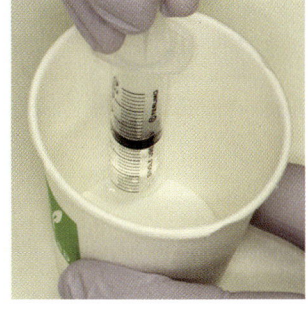

図20 唾液分泌量の検査

断するために細菌検査（**図21**）を行います．

　精神科や心療内科で処方されている薬剤による口腔乾燥症も多くみられます．よくある症状に，①睡眠障害，②疲労・倦怠感，③食欲不振，④頭重・頭痛，⑤性欲減退，⑥便秘・下痢，⑦口渇，⑧体重減少，⑨めまい，⑩月経異常などがあります[1]．その原因はこれらの薬剤の服用で起こる抗コリン作用（**表16**）です．これは薬剤が脳や身体にあるアセチルコリン*の働きを抑える作用で，三環系・四環系抗うつ薬，抗精神病薬やベンゾジアゼピン系薬（抗不安薬，催眠鎮静薬など），抗痙攣薬や抗パーキンソン病・症候群薬などにあります（**表17**）．一方抗うつ薬の中でもセロトニン再取り込み阻害薬（SSRI）やセロトニン・ノルアドレナリン再取り込み阻害薬（SNRI）は，三環系・四環系抗うつ薬と比較して抗コリン作用が減少しているため，口腔乾燥が生じることは少ないといわれています．

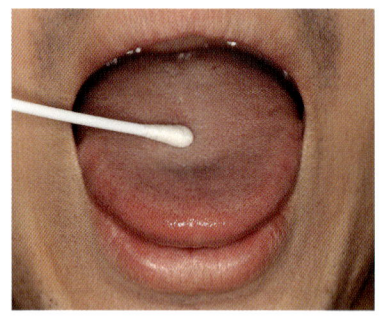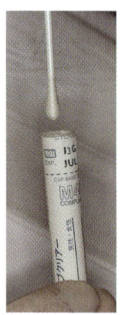

図21　細菌検査

表16　抗コリン作用

発現器官	症　状
中枢系	記憶障害，焦燥，錯乱，せん妄，幻覚，妄想，失見当識
循環器	頻脈，動悸，不整脈，めまい，血圧低下
泌尿器	排尿障害，尿閉
眼	眼圧上昇，眼の乾燥，霧視，散瞳，視調節障害，羞明
消化器	口渇，唾液・消化液分泌抑制，腸管運動抑制，イレウス，便秘
その他	発汗抑制，鼻閉

> ***アセチルコリン**
> 神経伝達物質の1つで，交感神経や副交感神経系に作用し，血圧の変動・消化管・各分泌腺などにさまざまな働きをします．

(2) 口内炎

口腔粘膜の比較的広範囲の炎症状態を口内炎と称します（図22）．口腔の特定の部位に限局している場合はその部位の名称をつけます（歯肉炎，口唇炎）．原因としては局所的なもの，全身的なもの，原因不明なものが考えられますが，原因不明なものが多く，全身の抵抗力の低下（身体的・精神的疲労，免疫不全）などが大きく影響していると考えられています．

(3) 地図状舌

舌背面の糸状乳頭が部分的に剝離して，その下の滑沢な赤色が出現して紅白の地図状の模様ができます（図23）．糸状乳頭は脱落と再生を繰り返すため，模様は変化します．

表17　口腔乾燥を起こす薬剤

種類	一般名
三環系・四環系抗うつ薬	塩酸アミトリプチリン，アモキサピン　など
ベンゾジアゼピン系薬（抗不安薬，催眠鎮静薬など）	ジアゼパム，エチゾラム　など
抗精神病薬	リスペリドン，オランザピン　など
抗痙攣薬	カルバマゼピン，クロナゼパム　など
抗パーキンソン病・症候群薬	レボドパ，塩酸ビペリデン　など
非ステロイド系抗炎症薬（NSAIDs）	イブプロフェン，ジクロフェナク　など
抗ヒスタミン薬	メキタジン，ロラタジン　など
降圧薬	カプトプリル，アラセプリル　など
鎮吐薬	ドンペリドン，クロルプロマジン　など
抗不整脈薬	ジソピラミド，コハク酸シベンゾリン　など
消化性潰瘍薬	ファモチジン，塩酸ピレンゼピン　など

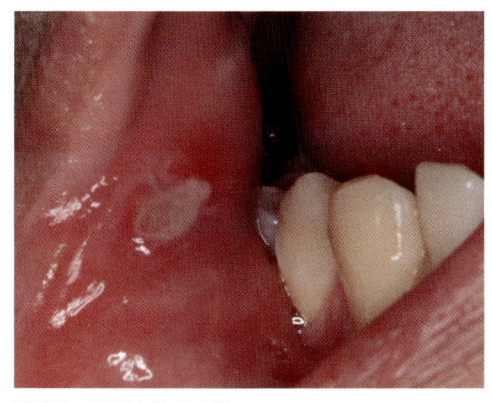

図22　アフタ性口内炎

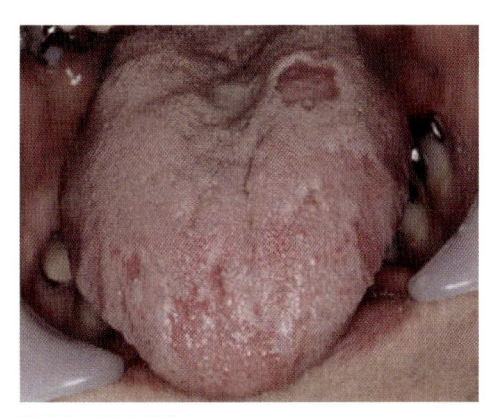

図23　地図状舌

原因は不明ですが，溝状舌*（舌背表面に深く切り込んだ多数の溝が認められる病変）を合併していることが比較的多いため，溝内の微生物による刺激が考えられますが，精神疾患，自律神経障害，ビタミンB類の欠乏なども考えられます．良性の変化で自覚症状はなく，軽い味覚異常やしみるような感じを訴えることがありますが，治療の必要はありません．

9）器質的な疾患によっても起こる心理的な問題

(1) 顎変形症および歯列不正

　上下顎骨の骨格や歯槽骨に変形をもつ病態をいいます．さまざまな原因から生じ，また変形も多彩です（図24）．変形は骨格性変形と歯・歯槽骨の変形による歯槽性変形に大別されますが，両者が混在する変形もあり，顎変形症ではしばしば個々の名称のいくつかの変形をあわせもつことが多いです．おもな変形症の種類としては上顎前突症，小上顎症，下顎前突症，小下顎症，開咬，顎顔面非対称などがあります．患者さんは容貌についての劣等感から心理的・精神的・肉体的ストレスが大きく，また歯列不正のみがある場合でもその審美的な劣等感から心理的・精神的ストレスがある場合があります．

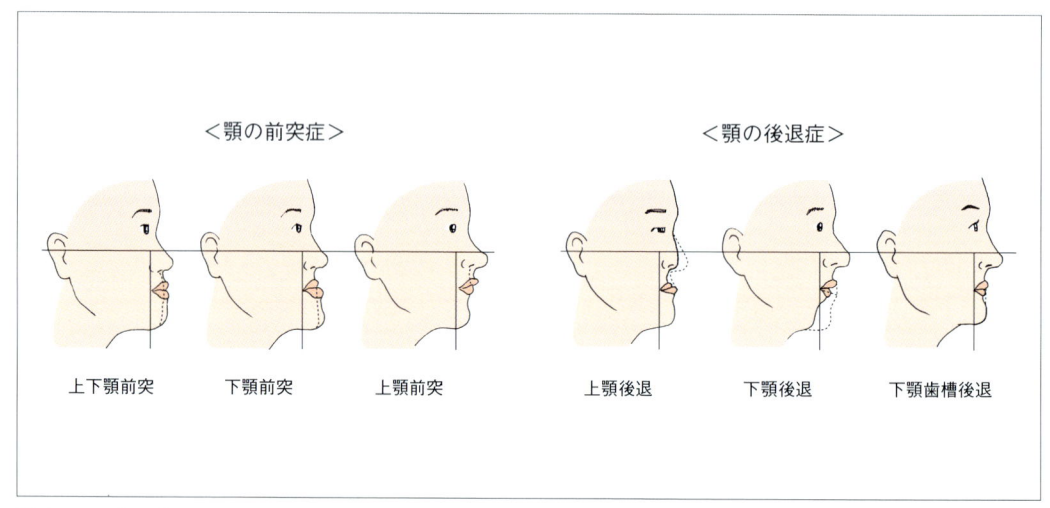

図24　顎変形症
(小野尊睦，飯塚忠彦，吉武一貞：口腔外科学 第5版．金芳堂，1999，89．より)

*溝状舌
舌背表面に多数みられる溝で形成異常と考えられ，治療の必要はありません．食物残渣が停滞して不潔になると軽度の炎症を起こします．

実際，顎変形症があることによって心理的問題が発症している場合もありますが，精神疾患（醜形恐怖症：身体の形の問題ではなく，心が問題となる病態）の症状として変形を訴える場合があり注意を要します．

(2) 唇顎口蓋裂

出生時より発症している顎口腔領域の先天異常で，口唇裂，顎裂（歯槽裂），口蓋裂があり，これらの奇形は単独に生じることもありますが，しばしば合併しています．このうち口唇裂と顎裂および口蓋裂が合併したものを，唇顎口蓋裂といいます（**図25**）．原因は遺伝的要因と環境的要因が相互に影響しあうことによって，発生すると考えられています．

唇裂・顎裂・口蓋裂の治療は乳幼児期からはじまり，複数回の手術が必要な場合もあるため，精神的・肉体的なストレスを患者さん本人やその家族に与えます．また鼻や口唇の手術後の瘢痕は，顔といった目立った部位の障害のため，心理的苦痛が他部位の先天性異常と比べて非常に大きいです．さらに口蓋裂に起因する言語障害が術後にも残る場合があるため，コミュニケーションの側面においてもサポートが必要です．

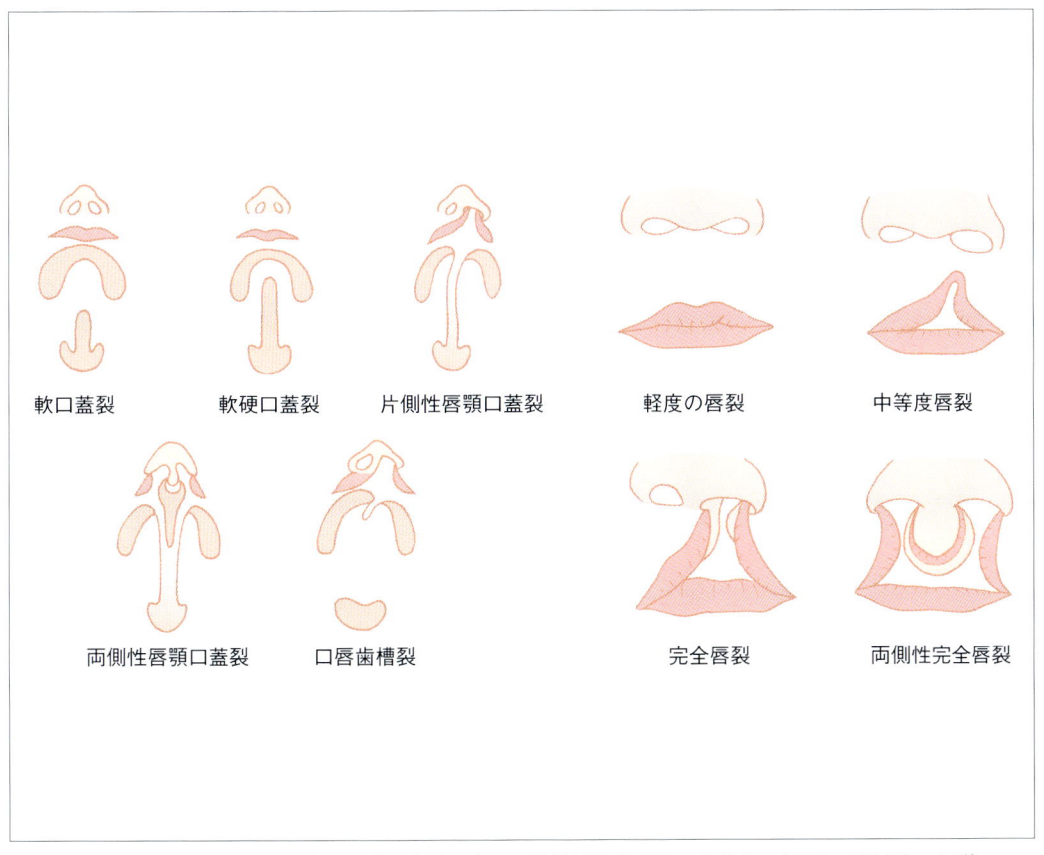

| 軟口蓋裂 | 軟硬口蓋裂 | 片側性唇顎口蓋裂 | 軽度の唇裂 | 中等度唇裂 |
| 両側性唇顎口蓋裂 | 口唇歯槽裂 | | 完全唇裂 | 両側性完全唇裂 |

図25 唇顎口蓋裂（小野尊睦，飯塚忠彦，吉武一貞：口腔外科学 第5版．金芳堂，1999, 75-76. より）

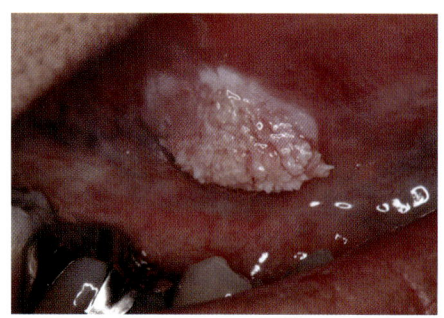

図 26　口腔腫瘍

(3) 口腔腫瘍（悪性）

　顎口腔領域の悪性腫瘍はおもに癌腫であり（図 26），肉腫の発生頻度は低いです．一般にガンを告知された場合は患者さん自身の生命に関わるため，さまざまな精神状態の反応とその推移および精神的葛藤が起きます．まずは病気の否認，それに続いて怒り，取引，抑うつ，最後は受容という心理過程をふむといわれています．口腔ガンの治療は他領域のガンと同様に外科治療，化学療法，放射線治療がおもなものですが，進行ガンでは手術範囲も大きくなります．例えば中下顔面（上下顎骨を含む）の病変切除，頸部郭清術[*]のため，中下顔面の大きな変形，頸部を含めた大きな瘢痕や摂食嚥下機能の障害が残ります．そのため疾患自体はコントロールされても，顔貌の変化や咀嚼・嚥下の困難さのため心理的・精神的ストレスが大きくなります．また高齢の患者さんの中には，術後にせん妄を発症する場合があります．

> [*] **頸部郭清術**
> 口腔ガンなどの手術で首の転移リンパ腺を筋肉ごと切除する手術です．

【引用文献】
1) 更井啓介：うつ状態の疫学調査．精神神経学雑誌 81：777，1979．

COLUMN 04 ストレスって・・・？

ストレスとはストレッサーとよばれる外部からの刺激に対する反応として引き起こされる心と身体の緊張状態のことをいいます．日常で「○○がストレスです」と使われるストレスという言葉はストレッサーを指していることがほとんどです（**表**）．

同じような辛く厳しいできごとを経験したからといってすべての人が心身を病むほどのストレスを感じるわけではありません．それはひとりひとりのストレスへの耐性と周囲からのサポートが異なるからです．また強いストレスがあるのにも関わらず，それに気がつかない場合があります．気がつかないストレスが心や身体の症状として現れることがあります．まずは自分の状況をチェックし，適度に息抜きができるようにストレスとの上手な付き合い方を工夫します．結局のところストレスの原因を自分自身で取り除くことは実生活において非常に困難です．ストレスが過度である場合は専門的なサポートを受けることも視野に入れましょう．

表 ストレス

	ストレッサー
急性	近親者の死・離婚・結婚・転居・降格・訴訟など
慢性	家族（家族関係，ローン） 職場・学校（仕事量・質，人間関係） 環境（騒音，社会情勢）など →日常生活での継続的な困難

	ストレス反応
心理的反応	不安，緊張，焦燥，抑うつなど
身体的反応	疲労，不眠，心身症など
行動的反応	登校・出社拒否 アルコール・タバコの多使用 ギャンブルなど

ストレス反応に関係する要因
性格・行動・体験など
ストレスを緩衝する要因→家族・友人・同僚など

2 代表的な「歯科心身症」は？

口腔領域のジストニアとジスキネジア

1. ジストニア（図1〜2）

不随意運動＊の一種で，罹患部分の罹患筋と拮抗筋が不随意に，同時，持続的に収縮する疾患です．常同性，動作特異性，感覚トリックといった特徴があります．咀嚼筋に発症すると自分ではコントロールできない開口障害，食いしばりや持続的な開口などの症状が起きます．また出した舌が戻せなくなったりします．原因としては**大脳基底核**＊や**視床**＊の障害が考えられています．同部位の病変などで生じる「特発性」のものと抗精神病薬やパーキンソン病の治療薬で生じる「薬剤性」のものがあります（**表**）．なお睡眠中症状は消失または改善しており，朝起きたばかりの時も症状は軽い傾向があります．

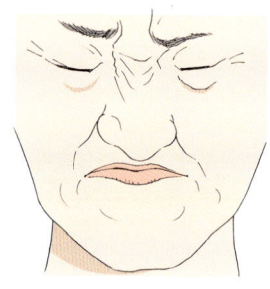

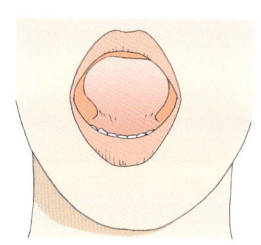

閉口ジストニア　　　　開口ジストニア

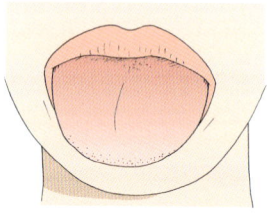

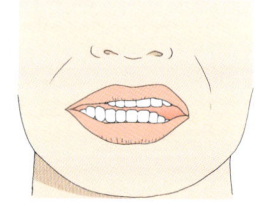

舌突出ジストニア　　　顎偏位ジストニア

図1　ジストニアの症状

＊**不随意運動**
自分の意思とは無関係な動きで，意識してもコントロールはできないものです．

＊**大脳基底核**
大脳皮質と視床，脳幹を結びつけている神経核の集まりで，運動機能の調節，認知機能，感情，動機づけや学習などさまざまな機能を担っています．

＊**視床**
間脳の一部を占める部位．嗅覚を除く，視覚，聴覚，体性感覚などの感覚入力を大脳新皮質へ中継する場所です．

2. ジスキネジア

口や舌，頬に生じる比較的ゆっくりした不随意運動です．一般的な動きは「かむような」動きで，通常同一の動きを繰り返すことが多く（rabbit mouth），口をモゴモゴしたり，舌を口腔内でねじったり，口の外に突き出したり，さまざまです．原因部位は大脳の**線条体***で，神経伝達物質である**ドーパミン***の慢性的な不足や遮断で生じるといわれています．そのため抗精神病薬やドーパミン遮断作用のある薬剤の長期服用でも発症し，遅発性ジスキネジアとよばれています．

図2　感覚トリック
ジストニアが起こっている場所を触るなどの特定な感覚刺激を与えるとその症状が軽減したり，消失すること．例えばタバコをくわえると閉口不能な状態が治る．下顎や歯に軽く指で触れると口が開くなど．

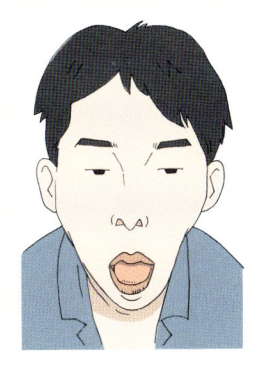

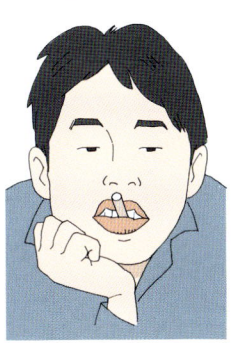

表　口腔領域のジストニアやジスキネジアの原因となる主な薬剤

抗精神病薬	ハロペリドール（セレネース®），スルピリド（ドグマチール®），リスペリドン（リスパダール®），ペロスピロン塩酸塩水和物（ルーラン®），オランザピン（ジプレキサ®），アリピプラゾール（エビリファイ®）
抗パーキンソン病薬	ペルゴリドメシル酸塩（ペルマックス®），カベルゴリン（カバサール®），ブロモクリプチンメシル酸塩（パーロデル®），タリペキソール塩酸塩（ドミン®），ロピニロール塩酸塩（レキップ®），プラミペキソール塩酸塩水和物（ビ・シフロール®）
抗うつ薬	ミルナシプラン塩酸塩（トレドミン®），アモキサピン（アモキサン®）
抗てんかん薬	カルバマゼピン（テグレトール®），フェニトイン（アレビアチン®，ヒダントール®）
その他	チアプリド（グラマリール®），ドンペリドン（ナウゼリン®），メチルフェニデート塩酸塩（リタリン®）

> * **線条体**
> 大脳基底核の一部で主に運動機能に関与していますが，意思決定などにも関与しています．
> * **ドーパミン**
> 中枢神経系に存在する神経伝達物質で，アドレナリン，ノルアドレナリンの前駆体．運動調節，ホルモン調節，意欲，学習などに関係しています．

memo

第3章

どんな評価法が
あるの？

3 どんな評価法があるの？

患者さんを診ていく時は身体面のみでなく，精神・環境・性格面も診ていく必要があります．この時，すべての患者さんを同様に診ていくのではなく，その患者さんによってどちらに比重をおくかは変わってきます（図1）．

1) SOAP

患者さんの訴える自覚症状を，同じ体験のできない他人である医療者が理解できる他覚所見に置き換えて，自覚症状を説明できるかを検討する方法です（表1）．治療計画を立

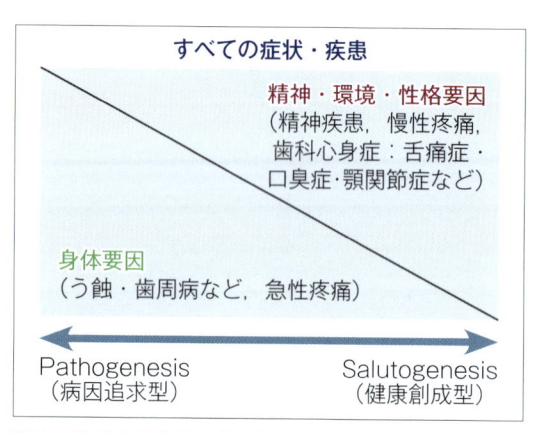

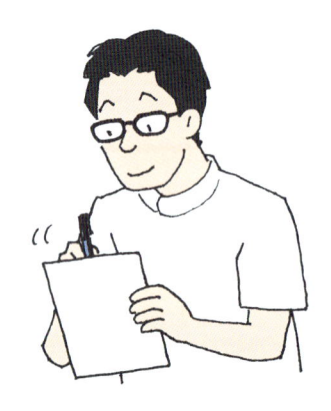

図1 患者さんを診る際の比重

表1 SOAPによる一般的な対応例

	SOAPの例	
S	Subjective（自覚症状）	右上の奥歯がズキズキ痛む
O	Objective（他覚所見）	デンタルエックス線写真で16に歯髄に達するう蝕を認める．また同歯に温熱痛，打診痛がある
A	Assessment（評価・診断）	16の急性化膿性歯髄炎
P	Plan（治療計画）	浸潤麻酔をして16の抜髄処置を行う

てるうえで，すべての患者さんにこの対応法を利用します．

S：Subjective（自覚症状）

辛い症状や困っている問題を聴取して，患者さん自身の言葉で記載します．

O：Objective（他覚所見）

視診，触診などの診察や身体的検査，画像検査などで客観的な情報を整理します．

A：Assessment（評価・診断）

自覚症状と他覚所見を総合して検討し，病名および状態（重症度など）を把握します．もし，情報量が少なければ，検討する疾患も少なくなります．ここにおいては鑑別診断が重要です．

P：Plan（治療計画）

問題解決のために，できる限りエビデンスのある治療を検討します．治療法は1つではなく，さまざまな要因を考えて提案し，患者さんの意思も重視して計画を立てます．心身医学的・精神医学的問題のある患者さんの場合は，特に厳密なインフォームド・コンセント*を得る必要があります．

2）MW分類（心身医学・精神医学的な対応を要する患者の分類）

SOAPを実践することで通常の患者さんにはほぼ対応できますが，心身医学的・精神医学的問題のある患者さんの中には，それだけでは対応が困難な人がいます．このような場合有用なのがMW分類（図2）です．

歯科医師は精神科医ではないので精神疾患を診断することはできませんが，本分類法を用い各患者さんに対応することで治療方針を大きく誤らないですみます．はじめに，SOAPの流れの中で，A（評価・診断）の時点でおもに自覚症状と他覚所見の関係を検討します（図3）．

① **Type A：自覚症状タイプ** 〈舌痛症，口臭恐怖症など〉

詳細な診察や検査の結果，歯科および医科の身体疾患の可能性が否定される場合は，身体症状症や抑うつ障害群，不安障害群に含まれる精神疾患などの可能性を考えます．対応法は，まず歯科衛生士や歯科医師は所見がみつからなくても焦らないことです．また，侵襲的な検査や診断的な治療は慎重に行います．さらに，経過を診て精神科や心療内科などとの連携や紹介を行う必要があります．

② **Type B：自覚症状・他覚所見乖離タイプ** 〈地図状舌を伴う舌痛症，生理的口臭を軽

---

*インフォームド・コンセント
医療者が患者さんに治療内容などを説明した後，患者さんがそれを十分理解したうえで，自由意思によって合意することです．

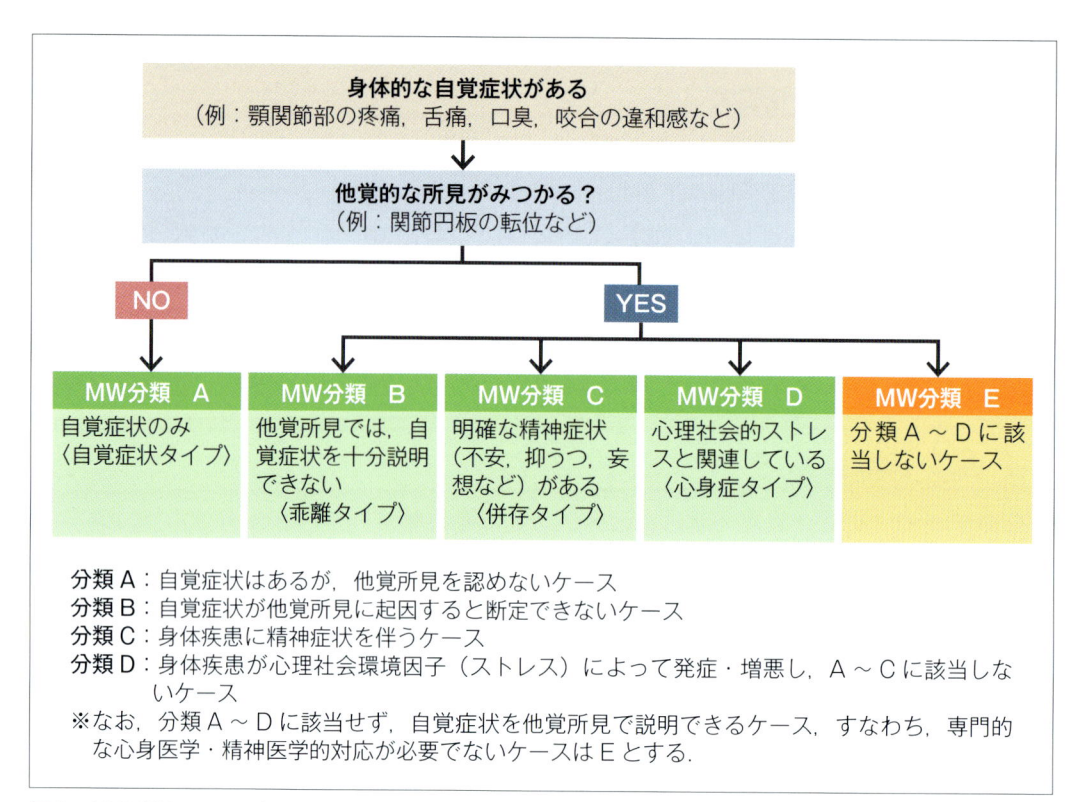

```
┌─────────────────────────────────────────────────────────────┐
│                  身体的な自覚症状がある                      │
│        （例：顎関節部の疼痛，舌痛，口臭，咬合の違和感など）    │
│                           ↓                                 │
│                   他覚的な所見がみつかる？                   │
│                   （例：関節円板の転位など）                 │
│           ┌──── NO ────┬──── YES ────┬────┬────┐          │
│           ↓            ↓             ↓    ↓    ↓           │
│       MW分類 A      MW分類 B      MW分類 C  MW分類 D  MW分類 E│
│       自覚症状のみ  他覚所見では， 明確な精神症状 心理社会的ストレ 分類A～Dに該│
│       〈自覚症状タイプ〉自覚症状を十分説明 (不安,抑うつ,妄 スと関連している 当しないケース│
│                    できない     想など)がある 〈心身症タイプ〉│
│                    〈乖離タイプ〉〈併存タイプ〉             │
└─────────────────────────────────────────────────────────────┘

分類A：自覚症状はあるが，他覚所見を認めないケース
分類B：自覚症状が他覚所見に起因すると断定できないケース
分類C：身体疾患に精神症状を伴うケース
分類D：身体疾患が心理社会環境因子（ストレス）によって発症・増悪し，A～Cに該当しないケース
※なお，分類A～Dに該当せず，自覚症状を他覚所見で説明できるケース，すなわち，専門的な心身医学・精神医学的対応が必要でないケースはEとする．

**図2　MW分類**　MW分類は本来A～Dを指しますが，臨床ではこれに該当しないEのケースが最も多くみられますので，ここでは追加しています．
（和気裕之：顎関節症患者に対する心身医学的なアプローチ．顎頭蓋誌，**14**：1-13，2001．より）

度超える口臭を有する口臭症など〉

　診察や検査で他覚所見はみつかりますが，自覚症状がその所見に起因していると断定できないケースです．所見をみつけても安心せず，不可逆的な処置*は控えて所見の説明や，可逆的な処置で経過をみます．治療を行う場合は，症状が改善・不変・悪化する可能性があること，また治療をしなかった場合のメリットとデメリットを説明して同意を得ます．なお，分類A，Bにおいて身体疾患を発見できない可能性は否定できないため，時間をおいて再検査を行います．

③ **Type C：身体疾患・精神疾患併存タイプ**　〈統合失調症＋歯周病，うつ病＋う蝕による歯髄炎など〉

　明確な身体疾患が存在し，かつ心身医学・精神医学を専門としない医療者でも判定できる明らかな不安や抑うつ，妄想などの精神症状が認められる場合や現在，精神疾患で治療を受けているケースです．具体例は，う蝕や歯周病による症状を主訴に受診した患者さん

> *** 不可逆的な処置**
> 歯を削るなどといった元の状態に戻すことのできない処置のことです．
```

MW分類A：自覚症状ケース

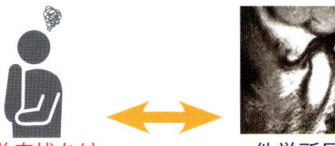

自覚症状あり ←→ 他覚所見なし

病態
自覚症状はあるが，必要な診察と検査を行っても異常が発見されない

対応
1. 所見がみつからなくても，歯科衛生士や歯科医師自身が焦らない
2. 検査や診断的な治療は慎重に
3. 薬物療法（抗不安薬，抗うつ薬など）
4. 心理社会的な問題や性格について検討
5. 説明は，「気のせい」，「精神的なもの」といわないで，「歯科疾患の症状ではない可能性が高いので，他の疾患の検討が必要がある」など
6. 自覚症状は，多くの疾患（神経症・うつ病・統合失調症など）で出現するため，精神科医・心療内科・臨床心理士と協力して対応

※身体疾患が発見できていない可能性を考慮して適宜検査を実施

MW分類B：自覚症状・他覚所見乖離ケース

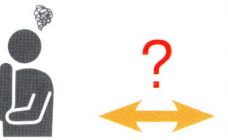

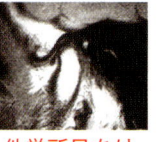

自覚症状あり ←?→ 他覚所見あり

病態
他覚所見はみつかるが，自覚症状の明確な原因と断定が困難

対応
1. 他覚所見をみつけても安心しない
2. 不可逆的な処置は避けて，所見の説明や可逆的処置で経過観察
3. 治療開始時は，「改善・不変・悪化」の可能性を，また治療をしなかった場合のメリット・デメリットを説明．特に十分なインフォームド・コンセントが必要

※身体疾患が発見できていない可能性を考慮して適宜検査を実施

MW分類C：身体疾患・精神疾患併存ケース

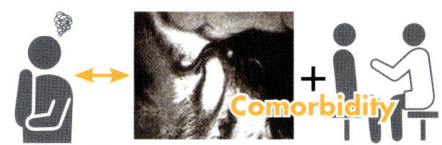

自覚症状あり　他覚所見あり ＋ 精神疾患あり
Comorbidity

病態：身体疾患と精神疾患の併存
明確な身体疾患が存在し，かつ，その身体疾患とは直接的な関連性のない明確な不安・抑うつ・妄想などが存在

対応
1. 両方の治療を同時に行うが，緊急性のある方を優先
2. 精神科などへ紹介する場合は，歯科でも並診

MW分類D：心身症（狭義）ケース

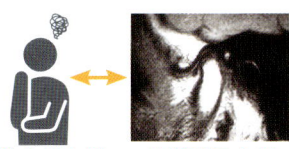

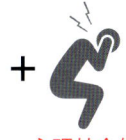

自覚症状あり　他覚所見あり ＋ 心理社会的ストレス

病態：狭義の心身症
1. 機能性・器質性の身体疾患が存在
2. 身体症状が心理社会的ストレスによって変動
3. 明確な精神症状を認めない

対応
1. 生活指導（環境調整など）
2. 心身医学療法（リラクゼーション，漸進的筋弛緩法，認知行動療法など）
3. 薬物療法（抗不安薬，抗うつ薬など）

※1：必要に応じて精神科医などへ
※2：心身症を広義で用いれば，分類のA～Dのすべてが該当

図3　分類A～Dの病態・対応

が，うつ病や統合失調症などを有している場合です．原則的には両方の治療を同時に行いますが，緊急性のあるほうを優先します．両方の疾患の相互関係や薬物の併用禁忌に注意する必要があります．通院中の精神科や心療内科がある場合は，歯科治療の可否を問い合わせ，精神科や心療内科へ紹介する場合は，歯科でも併診することを約束します．

④ **Type D：狭義の心身症タイプ** 〈顎関節症：咀嚼筋痛障害（Ⅰ型），症状の変動に密接に関連するストレスが存在する場合〉

　明らかな身体疾患があり，その症状が心理社会的因子（ストレス）によって発症したり，悪化したりするケースです．なお，A～Cには該当しません．対応法は心身医学療法および薬物療法などが中心となりますが，器質的疾患の部分の治療も行います．しかし，ほとんどの精神疾患はストレスの影響を受けることから安易に心身症と判断して対応すべきではありません．

⑤ **Type E**

　自覚症状と他覚所見の関係が一致していて，かつ，心身医学・精神医学を専門としない医療者でも判定できる重度の不安・抑うつ，妄想などが認められないケースです．この場合，通常の歯科治療を行います．

3）症例

(1) 舌痛症，地図状舌および溝状舌

■**患者**：78歳，女性
■**主訴**：舌が痛く，ガンかどうか心配．
■**現病歴**：1カ月程前より舌が荒れて痛みがあり，20XX年10月に舌ガンを心配して受診．
■**既往歴**：高血圧症にて降圧薬を服用中．
■**家族歴**：特記事項はなし．
■**所見**：両側舌縁にピリピリするような自発痛あり（波があります），右側舌縁近くに地図状舌，正中に溝状舌を認めます．
■**検査**：カンジダ検査と唾液分泌量検査で問題ありませんでした．
■**診断**：#1 舌痛症，#2 地図状舌，#3 溝状舌
MW分類でTypeB：地図状舌と溝状舌（他覚所見）を認めます（**図4**）が，それが原因で痛みが出ている可能性は低いです．また，ガンへの不安が強いです．
■**治療方針**：心身医学療法（参照▶ 68頁～「心身医学療法」）で舌ガンなどの悪性の病気はないことを伝え，患者さんを安心させます．
口腔衛生指導を行いながら，2カ月ごとに経過観察します．
■**治療経過**：1カ月後，舌の痛みは気にならなくなってきましたが，ときどき舌をかんで

しまうためデキサルチン®軟膏を処方しました．

5カ月後，地図状舌と溝状舌に変化はありません（図5）が，舌の痛みは落ち着いています．また舌ガンができていないかも定期的にチェックしています．

■**考察**：舌はよくみえる場所にあります．家族や知り合いに舌ガンで亡くなった人がいたり，テレビなどで舌ガンの特集などをした後などに普段みえない葉状乳頭がたまたまみえて，少し違和感などがあったりすると舌ガンを心配されて病院を受診される人がいらっしゃいます．このような場合，ガンではないことを心身医学療法で十分保証してあげることが大切です．またその後も定期的に診察を行うことによっても患者さんは安心します．

（2）舌痛症，口腔乾燥症，カンジダ性舌炎の疑い

■**患者**：64歳，女性
■**主訴**：1年前よりずっと舌が痛い．
■**現病歴**：1年ぐらい前より両側舌縁，舌尖部に疼痛を自覚しました．その後も症状が改善しないため，20XX年9月初旬に当院を受診．
■**既往歴**：特記事項はなし．
■**家族歴**：夫は死亡，息子39歳，娘35歳（30歳の時に看護師を志望して会社を退職してしまい，現在は看護師になり離れて暮らしています）．
■**所見**：両側舌縁と舌尖部に自発痛があります．舌尖部はやや発赤・腫脹しています（図6）．痛みは食事によっては悪化せず，むしろ食事中や口の中にものが入っている時のほうが楽とのことでした．
日内・日間変動はありません．
■**検査**：カンジダ検査では問題ありませんでしたが，唾液分泌量検査で刺激時唾液2mL／10分と唾液分泌量の低下がみられます．
■**診断名**：#1 舌痛症，#2 口腔乾燥症，#3 舌尖部舌炎
MW分類TypeB：カンジダ菌は陰性でしたが，口腔乾燥もあり舌尖部を無意識に下顎前歯舌側にあてている可能性があります．それにより舌尖部はやや発赤・腫脹があり炎症を起こしているようにもみえますが（他覚所見），両側舌縁には他覚所見がありません．
■**治療方針**：唾液の分泌を促すために舌の運動（図7）と唾液腺マッサージを指導しました．

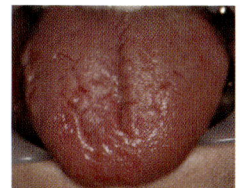

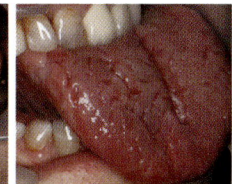

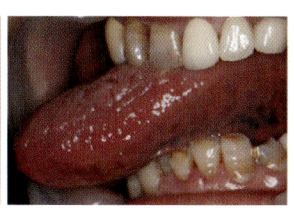

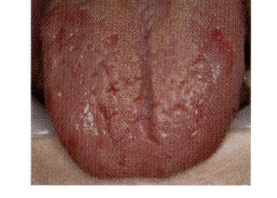

図4　症例（1）　初診時　　　　　　　　　　　　図5　症例（1）　5カ月後

TCHの是正指導を行い，舌が歯にあたらないように，また舌は意識して上顎前歯の口蓋側にもっていくように指導しました．舌尖部の炎症に関しては抗炎症作用のあるアズノール®うがい液4% 5mLで含嗽してもらいます．

心身医学療法（参照▶ 68頁～「心身医学療法」）や，口腔衛生指導を行いながら1カ月ごとに経過観察します．

■**治療経過**：1カ月後，舌の痛みは改善し，舌尖部の発赤・腫脹もなくなりました．2カ月後に舌の痛みはほぼ消失しました．

　その後舌はかなり楽になり，たまに気になることがありますが，痛みにはうまく付き合えるようになっています．

　その後，3カ月ごとに経過観察．不眠になり，舌の調子が悪い時は内科と連携して抗不安薬（リーゼ®5mg）を処方しています．

■**考察**：舌尖部を歯に押しあてる癖があり，口腔内も乾燥していることからやや炎症を起こしていたと考えられますが，両側舌縁部には他覚所見は認めませんでした．この患者さんは緊張しやすく，何事も気にしやすい性格で，何かストレスがあると不安で眠れなくなることがあるそうです．またストレスにより身体の症状が出やすい人のようです．今回は娘さんとの関係が大きなストレスだったそうで，娘さんが訪ねてくると舌の症状が悪化していたそうです．そのためこのストレスが舌縁部の痛みに関係した可能性が考えられました．

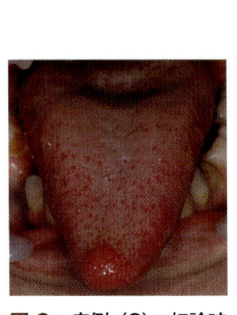

図6　症例（2）　初診時

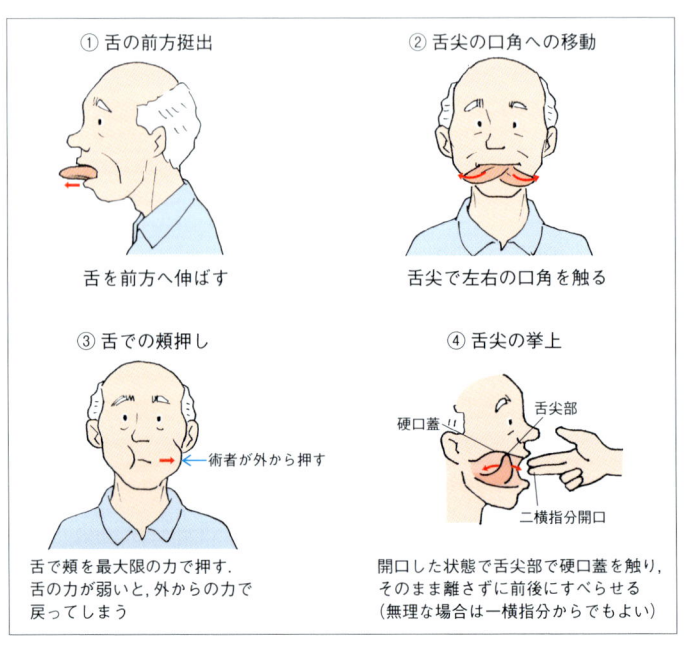

図7　舌の運動

① 舌の前方挺出　舌を前方へ伸ばす
② 舌尖の口角への移動　舌尖で左右の口角を触る
③ 舌での頬押し　舌で頬を最大限の力で押す．舌の力が弱いと，外からの力で戻ってしまう（術者が外から押す）
④ 舌尖の挙上　開口した状態で舌尖部で硬口蓋を触り，そのまま離さずに前後にすべらせる（無理な場合は一横指分からでもよい）（硬口蓋／舌尖部／二横指分開口）

(3) 顎関節症, 舌痛症, 味覚異常

■**患者**：49歳, 女性

■**主訴**：#1 顎が痛い（口が開きづらく, 食事の時に痛い）, #2 舌が痛い, #3 味がわからない.

■**現病歴**：きっかけは不明ですが, 20XX年1月初旬より口が開きづらく, 食事時にも顎に痛みが出るようになり, その後も症状が改善しないため当院を受診.

■**既往歴**：整形外科（股関節痛）, 眼科（数ヵ月前に網膜剥離のため手術）, 貧血, 低血圧, アレルギー：風邪薬と鼻炎の薬で蕁麻疹.

■**家族歴**：父76歳で肺ガンにより死亡, 母85歳, 妹, 夫49歳, 子供なし.

■**所見**：右側顎関節と咬筋に開口時痛, 硬固物咀嚼時痛, 開口障害および圧痛があります. 両側舌縁, 頬粘膜に圧痕があります（図8）.
顎の症状の程度はVAS* 90mm. 日常生活支障度はVAS 20mm. 舌痛は自発痛で食事の時は改善します.

■**エックス線検査所見**：顎関節に特に問題は認めません（図9～10）.

■**検査**：カンジダ検査と唾液分泌量検査で問題ありませんでした.

■**採血**：亜鉛がやや不足（61ug/dL：基準値65-110）しています.

■**診断**：#1 右側顎関節症（MW分類TypeD）. #2 舌痛症（MW分類TypeA）他覚所見を認めません. #3 味覚異常（MW分類TypeB）亜鉛の欠乏はありますが, それだけで症状をすべて説明できません.

■**治療方針**：心身医学療法（参照▶ 68頁～「心身医学療法」）

　TCHの是正指導, マッサージ, リラクゼーション, 運動療法, スプリント, 亜鉛を含む食品の摂食指導と, 内科よりプロマック®（消化性潰瘍のお薬ですが, 亜鉛の補給になります）を処方してもらいました.

■**治療経過**：1ヵ月後, 顎の症状は楽になりましたが, まだ右側顎関節に開口時痛と圧痛あります. ここでスプリントをセットしました. 装着は就寝時のみと指導しています.
　3ヵ月後, 顎の痛みもほぼ改善し, 舌の痛みと味覚異常も改善してきています.

---

*VAS (Visual Analog Scale)
痛みの評価法の1つです. 100mmの目盛に「0：全く痛くない」～「100：想像しうる最も強い痛み」として患者さんに今の痛みがどの位置かの印を付けてもらいます.

0 ─────────────── 100
痛みなし　　　　　　　想像できる最も激しい痛み

■**考察**：今まで，心理社会的な影響を受けやすいいくつかの疾患を抱えていることから，何かのストレスがかかると心身症になりやすい人のようにみうけられます．また舌や頬粘膜に圧痕もあることから，ストレスの影響で TCH や夜間の食いしばりが強くなり顎関節，咀嚼筋や舌に力が入りやすくなったり，感覚が敏感になっていたのかもしれません．味覚異常に関しては，亜鉛の補給によって症状が改善したのか，心身医学療法の効果なのか，その両者なのかは不明です．

(4) 特発性歯痛

■**患者**：85 歳，女性
■**主訴**：右下の奥歯が痛い．
■**現病歴**：きっかけは不明ですが，数日前より右下臼歯部に疼痛を自覚し，当院を受診しました．
■**既往歴**：高血圧症，ラクナ梗塞，血管性認知症，脊椎狭窄症
■**服用薬**：抑肝散，バイアスピリン®，カルデナリン®，アダラート CR®，ディオバン®，メバロチン®，タケプロン®，ロキソニン®
■**所見**：エックス線写真で 46，47 に歯槽骨の吸収が認められます（図 11）が，根尖病巣は認めず，同部の歯肉の発赤・腫脹はなく，歯の打診痛もありません．

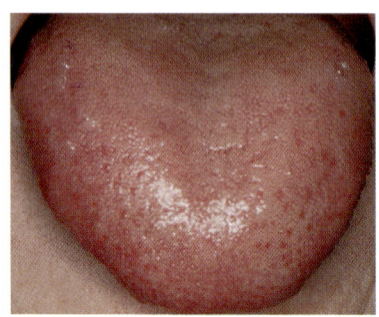

図 8　症例（3）　初診時

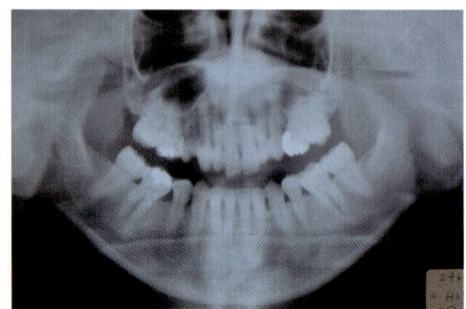

図 9　症例（3）　パノラマエックス線写真

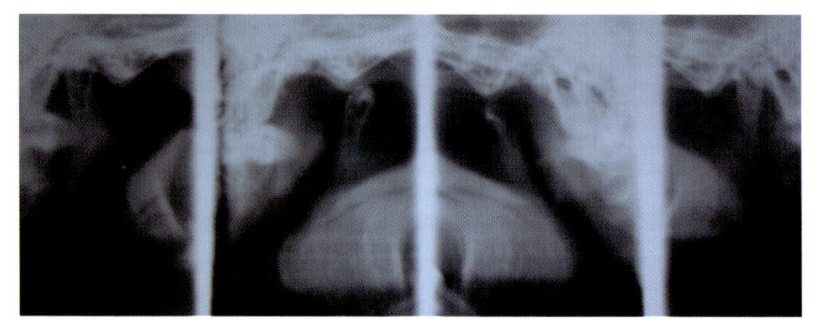

図 10　症例（3）　パノラマ 4 分割エックス線写真

普段から持続痛（自発痛）があり，食事中が強いそうです．
■診断：特発性歯痛
■ MW分類 TypeA：肉眼的にみて，歯肉の発赤・腫脹はなく，またデンタルエックス線写真でも根尖病巣や歯根膜腔の拡大などの所見もありません．
■治療方針：初診時他覚的に異常所見を認めないことをご家族を含め説明しました．
心身医学療法（参照▶ 68頁〜「心身医学療法」）
定期的な口腔衛生指導とともに経過観察を行いました．
■治療経過：1カ月後，普段の痛みは軽減しましたが，まだ痛い時があるため，漢方薬の立効散を処方しました．
2カ月後，右側臼歯部の痛みは消失したため，立効散は終了しました．
以後3カ月ごとの口腔衛生指導を行いながら経過観察を継続中です．
■考察：患者さんは高齢で脳梗塞の既往があり，また認知症も進行してきています．このような脳の器質的な問題などによって歯の痛みが起こった可能性があります．
幸い，歯の痛みは改善しましたが，抜髄歯で周囲の骨も吸収してきていることから，根尖性歯周炎や歯の破折など，歯の問題として痛みが再発する可能性もあり，定期的な経過観察が必要と考えられました．

(5) 咬合違和感

■患者：42歳，女性（主婦）
■主訴：#1. かんだ時にかみあわせに違和感がある，#2. どこでかんだらいいかわからない．
■現病歴：20XX年2月に総合病院の口腔外科で38の抜歯を受けた後，左側顎関節の疼痛が出現しました．そのため右側のみで食事をしていましたが，その後どこでかんだらいいかわからなくなったため近歯科を受診しました．そこでスプリントを作製し，1日中使用するように指導されましたが，左側顔面の緊張が増悪したため，2カ月後使用を中止

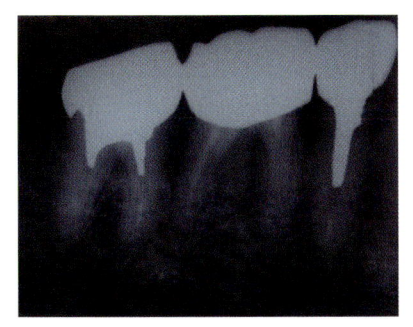

図11　症例（4）　デンタルエックス線写真

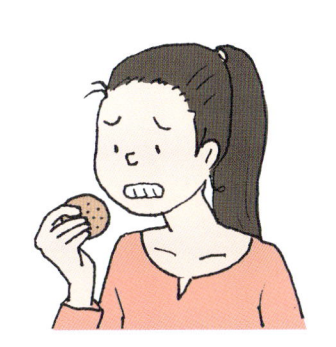

しました．その後，38の抜歯から約1年経過し，顔の緊張は少し楽になりましたが，かみあわせの違和感がさらに強くなったため，当院を受診しました．

■**既往歴**：中学生時に交通事故でむち打ち症．それ以降，頭痛が出現し現在もカイロプラクティック，鍼，マッサージに通院しています．頭痛の強い時はロキソニン®を服用しています．

38を抜歯した年の5月頃から，めまいで耳鼻科を受診中．また同時期に目がまぶしくチカチカし，みえづらいなどの症状が出現したため眼科を受診中．さらに，手足と指先のふるえのため内科を受診．「パニック障害」と診断されて，デパス®とグランダキシン®を投与され不安が強い時に服用しています．

■**家族歴**：父親が脳梗塞（74歳），母親に乳ガン手術の既往あり（68歳）．兄弟2人．

■**同居家族**：夫48歳，子供7，4，1歳の5人家族

■**初診時の問診票からの情報**：

1現在の困りごと；①かみあわせの違和感，②首・肩の痛み，③めまい，④手足のふるえ・しびれ感，⑤気分の落ち込み

2食事は普通に食べられる．食欲はあるが体重4kg減

3ストレスの自覚；あり（子育てによる多忙）

4気分；緊張感・憂うつ感・気分の低下・集中力の低下・興味の低下・能率の低下（＋）

5TCHの自覚；あり，睡眠時ブラキシズムの自覚：なし

6本人の理解；これらのすべての症状は38を抜いたためと思っている

■**所見**：口腔外所見：左側顎関節の運動時痛はありませんが，左側咬筋・側頭筋・胸鎖乳突筋の圧痛や開口時左側顎関節に関節（雑）音があります．VAS（50mm）．

■**口腔内所見**：咬合状態は明らかな異常所見はありません（図12）．

両側頬粘膜と舌に軽度の圧痕を認めます（図13）．

画像検査：パノラマ4分割エックス線写真で問題を認めません（図14）．

■**診断**：#1.咬合違和感，#2.左側顎関節症：咀嚼筋痛障害（Ⅰ型）．[MW分類 TypeAかB]．

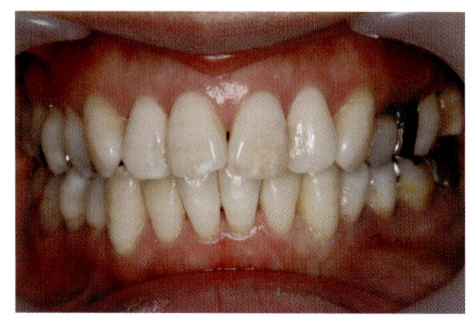

図12 症例（5） 咬合時

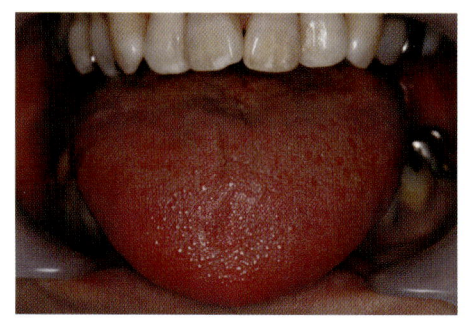

図13 症例（5） 舌圧痕

図14　症例（5）　パノラマ4分割エックス線写真

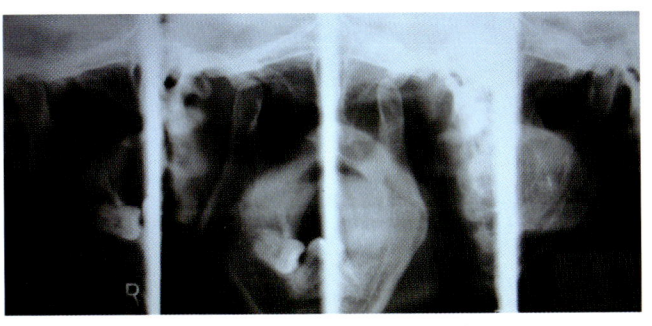

■**治療方針**：心身医学療法（参照▶68頁〜「心身医学療法」），患者さんを受容して生活指導（睡眠*の確保，心身の負担の軽減，かみあわせを確認しないなど），TCHの是正指導，筋のマッサージ．

■**治療経過**：初診から1カ月後，TCHは減少し，顔面の緊張感が軽減，また，頭痛も改善傾向です．2カ月後，さらにTCHは少なくなり，手足のしびれ感が軽減しました．3カ月後，咬合の違和感が気にならなくなってきました．4カ月後，咬合の違和感がほぼ消失しました．6カ月後，症状は安定しており，一般歯科治療を継続中です．

■**考察**：患者さんは38の抜歯が原因で咬合違和感が発症したと認識していました．しかし，病歴からは発症前から多彩な身体症状や精神症状を有しており，また，現在は子育てに伴う心身の負担を感じていました．こうした心身医学的な要因が身体感覚を敏感にした可能性があります．経過からは，受容的な対応とTCHの是正指導，また他の治療の併用が奏功し約4カ月と比較的早期に咬合違和感が消失しました．

4）医療面接のポイント

(1) 問診と医療面接の違い

「問診」はどちらかといえば科学的側面を重要視して，医療者が患者さんに向かって一方的に質問していきますが，「医療面接」は，患者さんを痛みや不安を抱えた1人の人間として尊重して向き合い，患者さんとの信頼関係をつくることを重視します．また初診時だけでなく，転帰に至るまでのすべての時間軸で行われます．医療面接では「患者さんに何が起きているのか？」「どうしたら患者さんに起きた問題を解決できるか？」など医療

---

*睡眠
睡眠はノンレム睡眠とレム睡眠の周期の繰り返しです．通常ノンレム睡眠第1相から始まり次第に深度を増して第4相まで続き，レム睡眠に移行します．この周期は大体90分で，1晩4〜5回続きます．

者が自分の頭で考えることが大切です．

(2) 面接を行う前に

　患者さんが診察室に入ってきた時から，歩行・姿勢・服装・表情・持ち物・同伴者などを観察します．医療面接を行うにあたり，まず情報の整理，身だしなみ（患者さんに不快感を与えない服装など），患者さんとの位置関係の確認を行います．患者さんの医療者への第一印象の良し悪しは，医療面接に影響します．また，患者さんを迎え入れるにあたり，しっかりと目を見て自己紹介を行うとともに，例えば「雨の中いらっしゃるのは大変でしたね」のような一般的な挨拶を行いましょう．

　話し方は患者さんの理解を確かめながらゆっくりと，はっきり聞きやすい話し方を心がけます．最初の30秒は多くの出会いにおいてもっとも重要なメッセージに富んでいるといわれているので，口を挟むことなく，まずしっかりと訴えに耳を傾けます．話を途中で遮られると，患者さんはそれ以降病歴を続けて話すことは少ないとされていますので，ある程度は患者さんに自由に話させたほうが，結局は総合的に多くの情報が得られます．また実際に会話をするときの立ち位置・座り位置には3つのパターン（図15）があります．

(3) 問診票（質問票）の確認

　診察室で行う医療面接の参考資料とします（図16）．診察室で患者さんが直接いいにくいことや，逆に担当歯科衛生士，歯科医師が質問しにくいことなどを記載してもらえる利点があります．

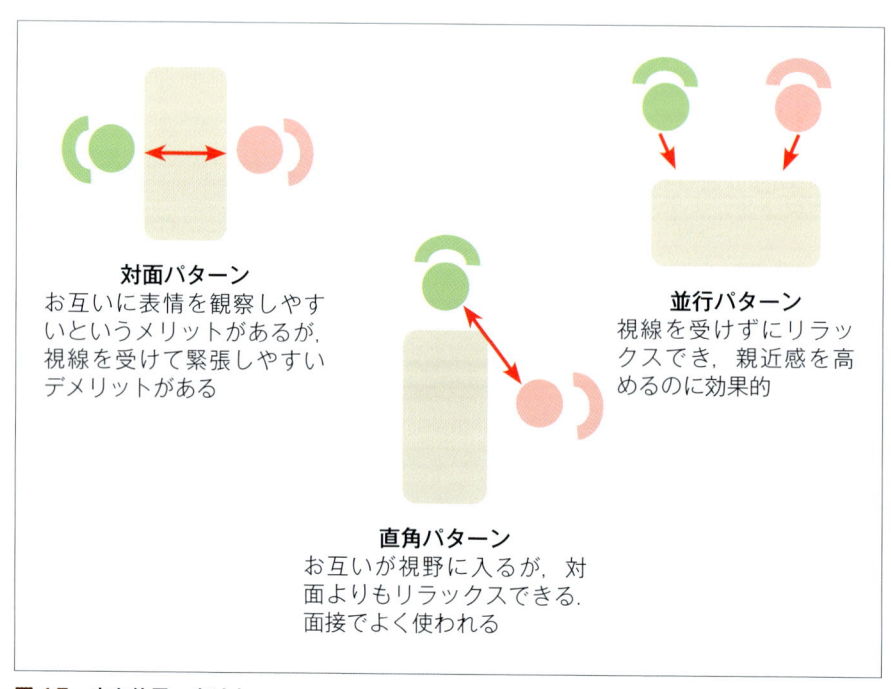

対面パターン
お互いに表情を観察しやすいというメリットがあるが，視線を受けて緊張しやすいデメリットがある

並行パターン
視線を受けずにリラックスでき，親近感を高めるのに効果的

直角パターン
お互いが視野に入るが，対面よりもリラックスできる．面接でよく使われる

図15　立ち位置・座り方

1. 最近の1週間，口や顎，顔などの症状はどの程度ですか？
   下の線の上に×をつけてください
   [全くない] ←――――――――――→ [これまで経験した
   ＶＡＳ　　　　　　　　　　　　　　中で一番強い]

2. 最近の1カ月間，身体の症状や悩みなどで日常生活（家庭や職場，学校など）の支障はどの程度ありましたか？　下の線の上に×をつけてください
   [日常生活の ←――――――――――→ [日常生活が
   支障はなかった]　　　　　　　　　ほとんどできない]

   日常生活の支障となる問題を，順番に，具体的に記入してください
   1)
   2)
   3)
   4)
   5)

3. 現在，通院している医療機関はありますか？　　[ない・ある]
   あると答えた方は，下記に○をつけてください
   1) 歯科，2) 内科，3) 外科，4) 耳鼻咽喉科，5) 整形外科，6) 脳外科，
   7) 神経内科，8) 心療内科または精神科，その他：[　　　　　　　　　]

4. 現在，医者からもらって飲んでいるお薬があれば記入してください
   [　　　　　　　　　　　　　　　　　　　　　　　　　　　　　　　]

5. これまで入院や手術，また長期間治療を受けたことはありますか？
   1) 手術を受けたことはありますか？ [ない・ある]
      ある方は何科ですか？ [　　　　科]　[　　　]歳頃
   2) 入院をしたことはありますか？ [ない・ある]
      ある方は何科ですか？ [　　　　科]　[　　　]歳頃
   3) 長期間の治療を受けたことはありますか？ [ない・ある]
      ある方は何科ですか？ [　　　　科]　[　　　]歳頃
   4) 睡眠薬や安定剤をもらって飲んだことはありますか？ [ない・ある]
      ある方は何科ですか？ [　　　　科]　[　　　]歳頃

6. 現在の食事・食欲・体重・睡眠
   1) 食事の回数は，1日何回ですか？ [1回・2回・3回・それ以上]

図16　問診票（質問票）

2) 普通の食事（家族と同じもの）はとれますか？
[食べられる・避けている食べ物がある・ほとんど食べられない]
3) 食欲はありますか？ [ない・ある]　ない場合は，[　年　月]頃から
4) 体重の増減はありますか？ [ない・ある]
ある場合　いつ頃：[　年　月]　何キロ：約 [　　　]・[増・減]
5) 不眠の自覚はありますか？ [ない・ある]

7．現在のストレス・気分・その他
1) ストレスの自覚はありますか？ [ない・ある]
ある場合は，具体的には，（　　　　　　　　　　　　　　）
2) 最近の気分はどうですか？
①不安感 [ない・ある]
②緊張感 [ない・ある]
③憂うつ感 [ない・ある]
④気力の低下 [ない・ある]
⑤集中力の低下 [ない・ある]
⑥興味の低下 [ない・ある]
⑦能率の低下 [ない・ある]
3) 悩みや困りごとを相談できる家族や友人 [いる・いない]
4) 夜間，歯ぎしりをしているといわれることはありますか？
[ない・ある]
5) 昼間，歯をかみしめていることに気づくことはありますか？ [ない・ある]

8．ご家族について記入してください
1) ご両親の年齢：父親 [　　　]歳，母親 [　　　]歳
亡くなっている場合：亡くなった時の年齢　父親 [　　　]歳，母親
[　　　]歳
2) ご兄弟 [なし・あり]　いる方は，[　　　]人
3) 配偶者 [なし・あり]　いる方は，[夫・妻]：[　　　]歳
4) お子さんは，[　　　　　]人
5) 現在の同居のご家族は，ご自分を含めて [　　　]人
上記の近親者の中に，大きな病気や手術をされた方はいますか？
[いない・いる]

9．お仕事
1) 現在，仕事は，[していない・休んでいる・している]
2) 仕事をされている方は，[常勤・パート]
職種（仕事内容）は何ですか [　　　　　　　　　　　]

図16　問診票（質問票）（つづき）

（4）実際の医療面接

　まずは患者さんが話しやすい雰囲気をつくり，話し出したらしっかりと耳を傾けて（傾聴），受け止める姿勢（受容）を示します．患者さんの不安な気持ちを医療者が支え（支持），積極的に患者さんの問題を解決する意欲があることを示します（保証）．それによってラポールの形成* が可能となります（図17，表2）．

　しかしながら患者さんの話は必ずしも正しくないこともあるので事実と患者さんの考えを区別しながらうかがいます．

（5）具体的な方法（図18）

①主訴について

　主訴とは患者さんが歯科医院を受診するにいたった理由となります．患者さんの中には，主訴がたくさんある人もいることから，主訴に順番をつけることや患者さんの考えを整理することも必要です．また患者さんは受診した診療科に見合う症状を訴えますが，それが患者さんの中で一番辛いこととは限りません．そのため現在困っている問題を幅広く聴き，順位をつけてもらうと患者さんの背景が明らかになり，患者さん自身が問題を整理する機会となります．

　主訴は，患者さんの経験した実際の状況を共有できるよう「患者さん自身の言葉」で記録しましょう．また主訴を尋ねた後に，すぐに一方的な質問をせずに，現在の状態について詳しく話してもらうよう心掛けます．この場合，患者さんに自由に話してもらう open question（開いた質問）をある程度続けてから，症状の有無などを「はい」「いいえ」で答えられる closed question（閉じた質問）で尋ねることが原則です．

②現病歴

　患者さんの訴える症状の病歴です．訴えがいくつかある場合は，それぞれの症状別に現

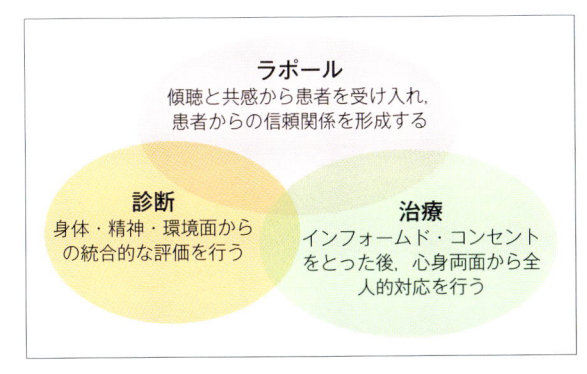

図17　医療面接
心身医学的な問題を抱えている患者さんの診断・治療にはラポールの形成が重要

（図中：ラポール　傾聴と共感から患者を受け入れ，患者からの信頼関係を形成する／診断　身体・精神・環境面からの統合的な評価を行う／治療　インフォームド・コンセントをとった後，心身両面から全人的対応を行う）

＊ラポールの形成
患者さんを受け入れ，患者さんから信頼してもらい，意志の疎通がうまくいくようにすることです．

表2　医療面接で大切なこと

傾聴	・患者が思っていることを話してもらう． ・「あなたの訴えを，関心をもって聴いていますよ」という姿勢が伝わるようにすることが重要で，実際に関心をもって話を聞かなければ引き出すことができない話もある． ・傾聴していることを患者に示すための基本的な技法は，相手の語尾を繰り返すこと． ・沈黙すること，頷くこと，相槌を打つことや患者の話したことを確認することも必要． ・下記の共感・受容をもって行う．
共感	・「共感的な態度を示す」ということで，「もし自分が患者の立場だったらどう感じるか」を想像し，患者の不安を受け止めたというサインを言葉と態度で表すこと． ・ラポールを築くうえでの根本である． ・患者の今の立場を認める「認証」を伴う必要があり，このことに注意が必要である．なぜなら，患者は「この苦しみをわかってほしい」と思っている一方で「そんなに簡単に苦しみはわからない」とも思っており，認証を抜きにした安易な共感は，かえって患者の反発を買う恐れがある． ・まずは認証したうえで，自身の言動がどう捉えられているか，患者の立場で想像し，自分の会話の仕方や態度を修正したうえで共感することが重要である． ・わからないことを無理やりわかろうとしないほうがよい．
受容	・「患者の訴えに耳を傾け，その気持ちを受け止めること」である． ・患者の話におかしいところがあっても，まずは素直に耳を傾け，受容的な態度を続けることで，不安や緊張を軽減させることが大切である．
支持	・医療者の考えを押しつけるのではなく，患者の思いを受け止め，温かく寄り添い，患者自身の治る力を支えること． ・医療者は患者を支持することを基本とするとともに，患者の感情と自分の感情を考えながら，常に変わらない態度で接することが大切．
保証	・適切な医療面接や身体的な診察，検査，説明や指導などを行い，病気や不安のメカニズムを十分に説明すること． ・患者の不安，緊張，恐怖などを緩和させ，安心や自信を与えることが必要．

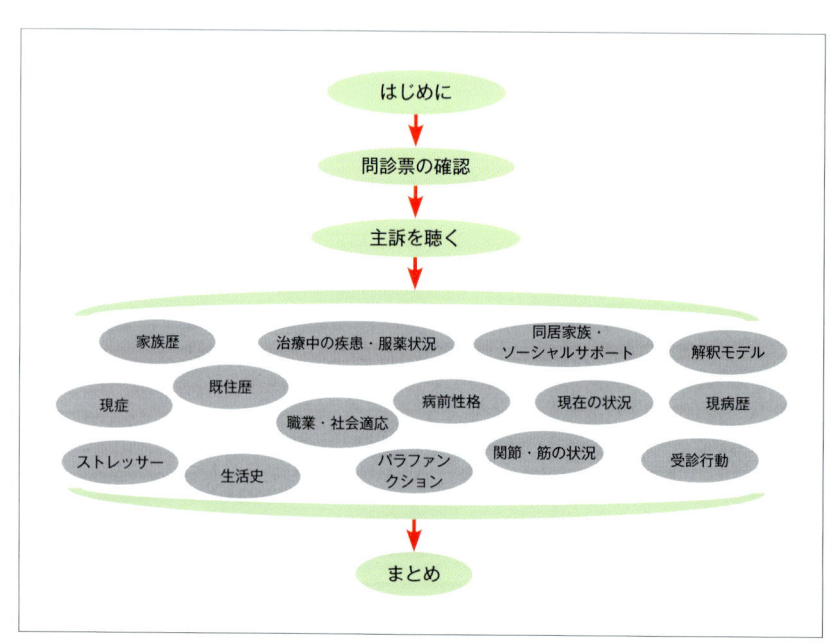

図18　医療面接の流れ

病歴を取ります．いつから，どのような症状があったのか，その期間，通院歴，治療歴を聞きます．

また日常生活の質（QOL）＊や日常生活動作（ADL）＊が低下した時期を聞くことにより，患者さんの抱えている問題が明らかになる場合があり，それが現在の症状や状態とどのような関係にあるか検討することができます．

＊口の症状で精神疾患のサインを確認

精神疾患をもつ患者さんは口腔内の感覚が変化して敏感になることがあります．明らかなう蝕や歯周病などがみつからないのに口腔内の痛みや違和感を訴える患者さんは，別の身体疾患や精神疾患をもっている可能性があります．

③既往歴

今までに，①どのような疾患に罹患したか（患者さんの出生から来院に至るまで），②現在どのような疾患で治療を受けているかを聞きます．その時，処置内容・重症度・罹病期間，受診間隔，経過，見通しなども記載します．治療中の疾患や服薬が現在の主訴と関連していることがあり，服薬の期間，種類について聞きます．お薬手帳＊を持っているようならばみせてもらい，副作用などについても確認します．

なお，患者さんは，精神科や心療内科で治療を受けていても問診票に記入しないことがあるので，医療面接時の確認が必要です．また，精神科や心療内科の受診がなくても，内科などの身体科で自律神経失調症と診断されて治療を受けた，あるいは睡眠導入薬や抗不安薬を投与されているなどの既往は，医師がその患者さんの症状に対して心身医学的な問題を考えている場合があります（**表3**）．

④家族歴

両親，兄弟，姉妹，祖父母などの血縁関係の健康状態を記載します．それによって，遺伝性疾患の有無，同一または類似環境での健康状態，体質的素因（喘息，リウマチ，糖尿病，ガンなど）などを知ることができます．必要に応じて，近親者の精神科，心療内科での治療歴，アルコール・薬物乱用などの有無を聞きます．家族関係の特徴は，患者さんの診療に大きな影響力をもつため，患者さんの育ってきた環境を知ることで心身の発達上の問題点を把握し，患者さんの行動や認知の傾向を理解することができます．

＊**日常生活の質（QOL；Quality of Life）**
身体的，精神的，社会的に満足がいく生活を送れることです．
＊**日常生活動作（ADL；Activities of Daily Living）**
日常生活を行ううえで不可欠な基本的な行動・活動（食事，排泄，着替え，洗面，歯みがき，整髪，移動，入浴など）です．
＊**お薬手帳**
薬剤の相互作用・重複処方・アレルギー発生防止などのため，過去から現在までの薬剤の処方内容（服用歴）が記載された手帳です．患者さんによっては複数持っている場合もあります．

表3　心身医学的問題のある患者への接し方

- 十分な医療面接を行う
- 通常より時間をかけて主訴を中心に患者の話を十分傾聴し共感することでラポールの形成に努める
- 身体面の診察・検査は十分に行いその客観的な所見は患者にしっかり伝えなくてはならない
- 治療方針を大きく誤らないために MW 分類（A～D）で患者を分類することも有効

(6) 患者教育と動機づけ
①患者さんへの情報提供・診療の方針の交渉と合意
②まとめと診察への導入

　理解した内容をまとめ，理解が適切であるかどうかを確認することが重要です．「自分のことがよく伝わっている」という安心は治療への動機づけになります．

COLUMN 06

向精神薬を知ろう

精神科や心療内科で処方されるお薬にはさまざまなものあります（**表1**）が，その代表的なものに抗不安薬（**表2**）と抗うつ薬（**表3**）があります．

表1　向精神薬の種類

分類	種類
抗不安薬	低作用・短時間（リーゼ® など） 中作用・中時間（ソラナックス® など） 強作用・超長時間（メイラックス® など） など
抗うつ薬	三環系（トリプタノール® など） SSRI（ディプロメール® など） SNRI（トレドミン® など） など
睡眠薬	超短時間型（ハルシオン® など） 短時間型（レンドルミン® など） 中間型（ベンザリン® など） など
その他	抗精神病薬 抗てんかん薬 末梢性神経障害性疼痛治療薬 など

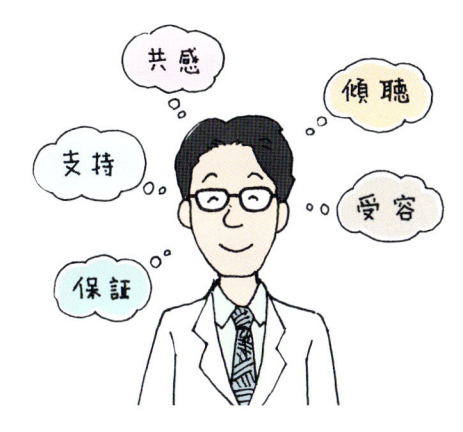

表2 抗不安薬

機 序	ベンゾジアゼピン系（リーゼ®，ソラナックス®，デパス®，メイラックス®） →情動と関連性の高い大脳辺縁系に作用
適 応	1．不安・緊張・不眠 2．不安に基づく身体症状 3．精神療法に導入する手段としての緊張緩和
副作用	1．ねむけ 2．ふらつき 3．めまい感 4．依存性 など
その他の薬剤	セディール®は，セロトニン神経系に選択的に作用．眠気が少ない

表3 抗うつ薬

機 序	三環系（トリプタノール®） 四環系（ルジオミール®） SSRI（パキシル®） SNRI（トレドミン®） →神経伝達物質（セロトニン，ノルアドレナリンなど）を調整
作 用	1．抑うつ気分の解消，高揚効果 2．抑制の解除〜欲動の正常化 3．不安・焦燥・不穏の緩和，除去
副作用	1．口渇 2．便秘 3．麻痺性イレウス 4．眼の調節障害 5．排尿障害 6．眼圧上昇 など

memo

第4章

どんな対応法があるの?

4 どんな対応法があるの？

1）歯科衛生士の場合──情報収集を中心に

(1) 歯科心身症の患者さんへの対応の仕方

医療面接のところで述べたように，まず患者さんが話しやすい雰囲気をつくり，話し出したらしっかりと耳を傾けて（傾聴），受け止める姿勢（受容）を示します．患者さんの不安な気持ちを医療者が支え（支持），積極的に患者さんの問題を解決する意欲があることを示す（保証）ことが大切です．また，生活習慣と症状の関係に気づかせて，心身相関を理解させるように努めましょう．そうした過程を経て生活習慣の是正が可能になります．

(2) 患者さんからの情報収集

心身医学的問題をもった患者さんは以下のような特徴があります．

- 原因が見当たらないが，執拗に症状を訴える．
- 他覚所見に比べ，不釣り合いなほど自覚症状が強い．
- 身体の他の部位にもさまざまな愁訴がある．
- 不安傾向を示す挙動がある．
- 同じ症状に対して複数の医療機関を受診する．
- 病歴が長い．
- 非常に詳細な現病歴の書類や絵などを持参する．
- 歯・顔・顎の審美性に関し，非常に些細なことまで，強迫的なこだわりをもっている．

(3) 体の不調サインで精神疾患のチェック

例えば精神疾患の患者さんではそれを疑ういくつかの症状がありますので，まず以下のような症状がないか可能な範囲で聞いてみましょう．

①**うつ病による身体症状**

・睡眠障害　・疲労，倦怠感　・食欲不振　・頭重，頭痛　・性欲減退
・便秘，下痢　・口渇　・体重減少　・めまい　・月経異常　など

②**不安障害で見られる主な身体症状**

・振戦，筋れん縮　・背部痛　・頭痛　・筋緊張　・易疲労性　・感覚異常
・自律神経活動亢進（紅赤，蒼白，心悸亢進，手指冷感，頻脈，下痢，頻尿，口渇など）

また内科などの身体科で以下の疾患と診断されて治療を受けた既往がある場合は，医師

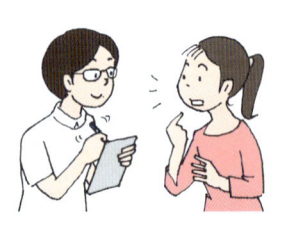

がその患者さんの症状に対して心身医学的な問題を考えている場合があります（**表1**）．

（4）薬剤について

①服薬状況の確認

すでに患者さんが精神科や心療内科に通院していることがわかった場合は，**表2**を参

表1　留意したい既往歴

消化性潰瘍	胃酸や胃粘膜血流量といった消化管粘膜の攻撃因子と防御因子のバランスの乱れで引き起こされた炎症によって胃や十二指腸の粘膜に欠損が形成された状態．その発症に心理社会的要因（抑うつ感や不安感なども）が強く関与している．
喘息	繰り返し起こる咳，喘鳴，呼吸困難で特徴づけられる閉塞性呼吸器疾患．なんらかの心理的ストレスがあると発作を起こしやすくなる．また抑うつ状態，パニック障害の併存も多いといわれている．
過敏性腸症候群	・心理的ストレスなどの刺激によって消化管機能が変調し，これによって消化器症状（腹痛，下痢・便秘）が出現． ・不安障害・気分障害や身体症状症などの精神疾患との合併も多い． ・心理面の関与として公共交通機関内や会議中といった行動が制限される状況下での症状の出現しやすさが特徴的．
化学物質過敏症	・極めて微量な多種類の化学物質，特に空気汚染物質に非常に過敏に反応して，症状が誘発され，悪化することが特徴． ・中枢神経系，自律神経系を中心とした多彩な症状（頭痛，めまい，意欲・集中力低下，睡眠障害，全身倦怠感，筋肉・関節痛，鼻閉，かゆみ，腹痛・便秘・下痢など）を呈してくる． ・ほとんどの症例で精神症状もみられるため，精神科との連携も必要になる．
自律神経失調症	「緊張すると，胸がドキドキする」など精神症状は身体症状，特に自律神経症状を誘発し増悪させる．他覚所見がなく，自律神経に関係した自覚的症状のみ訴える場合をこうよぶことがあるが，正式な病名ではない．
線維筋痛症	・全身広範囲の強い疼痛を主症状とする原因不明の病態． ・身体的検査で，この病態に特異的な客観的異常所見がみいだせないため，精神疾患との関連や境界が曖昧． ・数多くの症状が随伴してみられる（ドライアイ，ドライマウス，過敏性腸症候群，しびれ，頭痛，全身倦怠感，睡眠障害，うつなど）ことから，他の多くの疾患・概念との関連も考えられている． ・診断が自覚症状によるところが大きいため，精神疾患との差異を測ることは困難．
脳脊髄圧減少症	・脳脊髄腔は硬膜によって外界と隔てられているが，硬膜がなんらかの原因により破綻すると脳脊髄液が硬膜外に流出することがある． ・それによって起立性頭痛を主体とするさまざまな症状（視力障害，複視，羞明，聴力障害，耳鳴り，めまい，悪心・嘔吐など）が出現． ・発症から時間が経つと精神疾患との鑑別が困難となる．
慢性疲労症候群	・生活に支障をきたす強い疲労感が長期間持続する疾患． ・ICD-10（International Classification of Disease, 10th Revision）の精神疾患に分類されるが，ウイルス感染のような感染を契機に疲労が持続する場合や免疫機能不全，神経内分泌的機能異常が原因のこともある． ・本疾患を特定する身体所見や診断を確定するための検査所見は現在のところ存在しないため，判断が難しい． ・うつなどの精神疾患，パーソナリティ障害や発達障害を合併している場合が多くみられる．
更年期障害	病態生理あるいは病因論的立場からみて女性であれば閉経に関する卵巣機能の衰退，心理社会的因子などが絡み合って起こるさまざまな症状を包括している．

考に服薬状況を確認しましょう．

②**質問する際に留意する点**

　聞き出すにあたっては，以下に気をつけて質問しましょう．

- 精神科・心療内科の薬剤が怖いものであるというイメージをもたせないようにしましょう．
- 服用している患者は特別な人（精神疾患がある）といったイメージで患者さんをみないようにしましょう．
- 添付文章などで副作用などについてあらかじめ調べましょう．
- 患者さんがすべてを話していない可能性が疑われた時，精神科・心療内科で処方した主治医に，歯科医師（院長）を通して患者さんの状態について尋ねてみましょう．

③**唾液が通常より少なく，口腔内が乾燥している場合（以下は，すべて歯科医師の指導の下で）**

- 薬剤が唾液減少の原因である可能性を伝えましょう．
- 服用している薬剤の減量や中止，あるいは口腔乾燥を起こしにくい薬剤に変更することで唾液の分泌が回復する可能性を伝えましょう．
- むやみに中止すると投与の原因となった病気の症状が悪化する可能性を伝えましょう．
- 歯科医師（院長）から投与している医師へ，情報提供を勧めましょう．
- う蝕が進行しやすいので通常以上の十分な歯みがきの必要性を伝えましょう．
- 口腔粘膜痛（舌を含め）へのオーラルバランス®，オーラルウェット®，絹水®など保湿用液やジェルなどの使用を勧めましょう．

(5) 診療補助時およびメインテナンス時に注意したいこと

　歯科医師の診療の補助を行っている時，スケーリングやTBIを行っている時，メイン

表2　服薬状況がつかめるこんな質問

1. 何かお薬を飲まれていますか
2. いつも夜眠れますか
3. 何か睡眠薬を使っていますか
4. 頭痛・肩こりその他筋肉や関節の痛みに対するお薬をお飲みになっていますか
5. ストレスや不安などをとるためのお薬をお飲みになっていますか
6. それは何という名前のお薬ですか
7. どれくらい前から使っていますか．ときどきの服薬であればどれくらいの頻度ですか
8. 1回にどれくらいの量を使いますか
9. 以前と量は変わりないですか（増えている，減っている，変わらない）
10. 一緒にどのようなお薬をどれくらい服用していますか
11. もしお持ちでしたら「お薬手帳」をおみせください

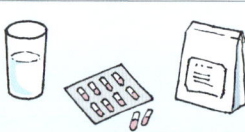

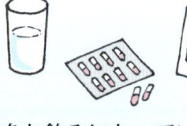

テナンスの患者さんに対応している時は，**表3**や**表4**のほかにも，次のような点にも注意しましょう．

①対応時の注意点

身体症状や日常生活の現実的な悩みを聞くことも大切ですが，それが本当に症状に関係しているかどうかは判断が難しく，聞きすぎることのマイナス面もあります．

②精神疾患が考えられる患者さんがいたら，さらにこう対応しよう

患者さんと会話時に精神疾患が考えられたが，まだ通院していないようであれば，かかりつけ内科医，精神科医や心療内科医に相談するようアドバイスや，声がけをするのもよいでしょう．ただし，その前に院長である歯科医師に患者さんに関する情報提供を行い，院長が紹介（情報提供書の記載）を行う判断をした後に，アドバイスや声がけをすることが大切です．

表4 メインテナンス時

1. 口腔乾燥感のチェック
   →以前と比べて唾液が減少していないか，できれば唾液分泌量検査であるガムテストなどを行いましょう．
2. う蝕の多発は起きていないか
   →口腔清掃状態が悪くなることによってう蝕の多発が起こる場合があります．
3. 通常以上に歯周病は進行していないか
   →やはり口腔清掃状態の悪化によって起きてきます．
4. 舌や口唇が無意識に動いたりしていないか注意してみましょう．
5. お薬手帳で薬の変更などないか確認
   →服用している薬剤が変わることによってその副作用が変わってきます．
6. 自己判断で急に薬を止めたり，量を増やしたりしていないか
   →服用を急に止めることによって離脱症状[*]が出たり，量を増やして副作用が増える薬もあります．また，コントロールされていた口腔内の症状が再発する場合があります．

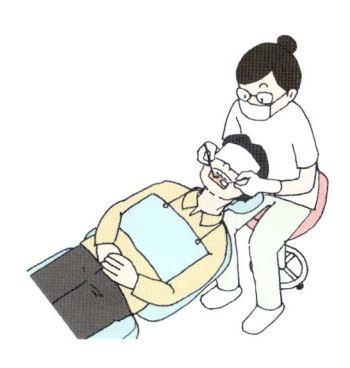

表3 診療補助時の注意

1. 診療室内の移動やユニットに座ったり下りたりする時にふらついたり，転倒しないように患者さんの動きをよくみましょう．
2. 治療時の不安などが強くないか確認しましょう．
3. 口腔内の清掃状態はどうか．唾液による自浄作用が低下していないか確認しましょう．
4. スケーリング時の誤嚥に注意しましょう．

---

[*] **離脱症状**
服薬を急に止めた時に現れる，薬剤特有の身体症状と精神状態のことです．

(6) 精神疾患の問診票

患者さんに精神疾患が疑われる場合はそれに適した質問票の活用も有効です．患者さんに直接記入していただけない場合でも，**図1～2**にあるような項目について，会話の中でさりげなく問いかけ，チェックするのも1つの手段です．

(7) 歯科衛生士はゲートキーパーにもなりうる

「ゲートキーパー」とは，自殺の危険を示すサインに気づき，適切な対応（悩んでいる人に気づき，声をかけ，話を聞いて，必要な支援につなげ，見守る）を図ることができる，いわば「命の門番」とも位置付けられる人のことです．

自殺対策では，悩んでいる人に寄り添い，関わりを通して「孤立・孤独」を防ぎ，支援することが重要です．「自殺総合対策大綱（平成19年6月8日　閣議決定）」においては，医療関係者，教職員，ケアマネージャー，民生委員，児童委員，各種相談窓口担当者など，関連するあらゆる分野の人材にゲートキーパーとなっていただけるよう規定されています．

自殺をする人の中にはうつ病の患者さんが多くいます．一般的に私たちは，何か問題などが生じない限り，医科に通院することはありません．それに比べて，歯科の場合，う蝕・歯周病などの治療が終了し，問題が解決されても，その後も患者さんに定期的に来院してもらうメインテナンスという場があります．メインテナンス時において，歯科衛生士は担当制のことが多いと思います．そのため，今までみてきた患者さんの様子や反応および口腔内の急な変化などから「うつ病」に気づくことができ，早期に対応する機会が広がります．

現在日本全国に歯科医院は約7万軒もあります．各歯科医院で働く多くの歯科衛生士が，メインテナンス時の会話などでうつ病の患者さんをみつけ，支援する「ゲートキーパー」となり（**表5**），それによって今後の自殺予防対策で多大な貢献ができると確信しています．

2）歯科医師の場合

(1) MW分類から（参照▶ 41頁～「MW分類」）

①（MW分類 Type D，E）

う蝕，歯周病，顎関節症の治療といった一般歯科治療を行います．なおType Dのケースでは，ある程度の心身医学療法を併用したり，精神科・心療内科との連携が必要となる場合があります．

②（MW分類 Type A，B，C）

基本的には高次医療機関への紹介を検討します．もし自分の診療所で診ていくことが可能と考えられた場合は，精神科や心療内科と十分に連携をとりながら心身医学的治療を併用して歯科治療を行います．

図1 PHQ-9

患者さんの健康に関する質問票-9 (PHQ-9)

この2週間、次のような問題にどのくらい頻繁に悩まされていますか？
（該当するものに✓をつけてください）

	全くない	数日	半分以上	ほとんど毎日
1. 物事に対してほとんど興味がない、または楽しめない	0	1	2	3
2. 気分が落ち込む、憂うつになる、または絶望的な気持ちになる	0	1	2	3
3. 寝つきが悪い、途中で目がさめる、または逆に眠り過ぎる	0	1	2	3
4. 疲れた感じがする、または気力がない	0	1	2	3
5. あまり食欲がない、または食べ過ぎる	0	1	2	3
6. 自分はダメな人間だ、人生の敗北者だと気に病む、または自分あるいは家族に申し訳がないと感じる	0	1	2	3
7. 新聞を読む、またはテレビをみることなどに集中することが難しい	0	1	2	3
8. 他人が気づくぐらいに動きや話し方が遅くなる、あるいはこれと反対に、そわそわしたり、落ちつかず、普段よりも動き回ることがある	0	1	2	3
9. 死んだほうがましだ、あるいは自分を何らかの方法で傷つけようと思ったことがある	0	1	2	3

FOR OFFICE CODING 0 +＿＿＋＿＿＋＿＿
＝Total Score:＿＿＿

1つでも問題に当てはまる場合、仕事をしたり、家事をしたり、他の人と仲良くやっていくことがどのくらい困難になっていますか？

全く困難でない □　　やや困難 □　　大変困難 □　　極端に困難 □

・合計点0〜27点中0〜4点：抑うつなし、5〜9点：軽微〜軽度、10〜14点：中等度、15〜19点：中等度〜重度、20〜27点：重度。10点以上だと大うつ病性障害の可能性が高い。

PHQとは、Patient Health Questionnaire の略称です。PHQ-9は、うつ病をスクリーニングし評価するための9つの質問をまとめたものです。

図2 GAD-7

GAD-7 日本語版（JSAD版）　□介入前　□介入後

この2週間、次のような問題にどのくらい頻繁（ひんぱん）に悩まされていますか？
右の欄の最もよくあてはまる選択肢
（0. 全くない、1. 週に数日、2. 週の半分以上、3. ほとんど毎日）
の中から1つ選び、その数字に○をつけてください。

		全くない	数日	半分以上	ほとんど毎日
1	緊張感、不安感または神経過敏を感じる	0	1	2	3
2	心配することを止められない、または心配をコントロールできない	0	1	2	3
3	いろいろなことを心配しすぎる	0	1	2	3
4	くつろぐことが難しい	0	1	2	3
5	じっとしていることができないほど落ち着かない	0	1	2	3
6	いらいらしがちであり、怒りっぽい	0	1	2	3
7	何か恐ろしいことが起こるのではないかと恐れを感じる	0	1	2	3

8. あなたが、いずれかの問題に1つでもチェックしているなら、それらの問題によって仕事をしたり、家事をしたり、他の人と仲良くやっていくことがどのくらい困難になっていますか？
〈0. 全く困難でない　1. やや困難　2. 困難　3. 極端に困難〉
――――――――――――――――以上です。

合計点（0〜21点）：0〜4点：不安なし、5〜9点：軽度、10〜14点：中等度、15〜21点：重症度

GADとは、Generalized Anxiety Disorder（全般性不安障害）の略称です。GAD-7は、GADの簡易アセスメントツールとして自己記入式質問票として開発されたものです。

4 どんな対応法があるの？

表5 ゲートキーパーの心得
(http://www8.cao.go.jp/jisatsutaisaku/kyoukagekkan/gatekeeper.html)

- 自ら相手と関わるための心の準備をしましょう
- 温かみのある対応をしましょう
- 真剣に聴いているという姿勢を相手に伝えましょう
- 相手の話を否定せず、しっかりと聴きましょう
- 相手のこれまでの苦労をねぎらいましょう
- 心配していることを伝えましょう
- わかりやすく、かつゆっくりと話をしましょう
- 一緒に考えることが支援です
- 準備やスキルアップも大切です
- ゲートキーパー自身の健康管理、悩み相談も大切です
- 自分が相談にのって困った時のつなぎ先（相談窓口）を知っておきましょう
- まずは、声をかけることからはじめてみませんか

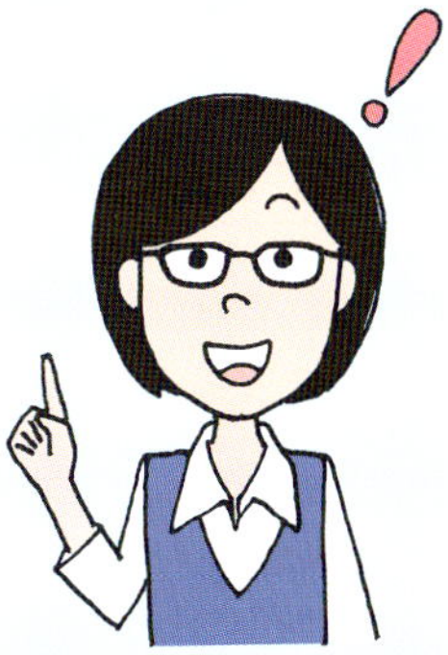

説明は，評価の時と同じく患者さんにわかりやすく話すことを心がけます．大事なことは，治療を行うにあたり考えられる治療法をいくつか提案し，それぞれの利点，欠点を説明したうえで，患者さんの希望を確認し同意を得ることです．患者さんが考える時間を必要とされた場合には，回答は次回以降にするべきです．セカンドオピニオンを希望されるようであればそのための手続きを行います．この時に，患者さんにどんな希望があっても，できることとできないことをはっきりさせておくことが，後にトラブルとならないためにも重要です．

　また，評価の結果，他科での検査の必要がある場合においても，患者さんに十分説明したうえで，患者さんに同意を得て手続きを行います．

　評価の結果，主訴に対して，診察と検査において主訴に見合うような所見が得られなかった場合，時間経過とともに所見が明らかになることもあるので経過観察を行っていくか，感じ方が敏感になっていると考えられる場合などは，神経内科，精神科・心療内科などでの検査の必要性があればそれを説明します．

　また，実際に治療を行う場合，以下の注意が必要です．

(2) 対応時の注意点

　歯科診療のみで症状が改善するという期待はあまり抱かせすぎないようにします．

　「患者さんの訴えをすべて自分で治さなくては」と強く思いすぎる救済空想（レスキューファンタジー）はもたないようにします．

　原因はよくわからないけども，とりあえず歯を削るといった安易な不可逆的な処置（咬合調整，抜髄，抜歯など）を行わないようにします．患者さんが強固に要求してきてもその勢いに圧倒されないようにしましょう．

(3) 心身医学的な治療の実際——どのような治療法があるか

A．心身医学療法

　患者さんを精神的に支え，よりどころとなり（支持），また受容的な態度を続けることで不安や緊張を軽減させます．また保証（適切な医療面接や身体的な診察・検査，説明や指導を行い，その病気や不安のメカニズムを十分に説明することで，不安・緊張・恐怖などを緩和させて，安心や自信を与える），説得（病気に関する誤解や，不適切な生活習慣を改めさせたり，不適切な環境を修復するように指導する），再教育（不適切な生活習慣などの背後にある問題点や，病気のメカニズムを整理し明確化させることで，自らの病態を客観的に認識させると同時に新たな適応目標を設定させることを目指す）などで，患者さんが再適応できるような援助を与える方法です．

B．認知行動療法

　行動療法は患者さんに不適応行動を成立させ，維持している状況因子を分析・把握して修正しようとする方法です．

　認知療法は患者さんの誤った認知（表6〜7）を修正することで，とらわれや異常行動

などから離脱させようとする方法です．これらは，歯科ではおもに不安や緊張，葛藤からブラキシズム，TCHが習慣化し，歯，口腔粘膜，咀嚼筋，顎関節などに障害が現れる病態が適応になることがあります．

a．ディストラクション法

注意を他に向ける方法です．例えば，咬合違和感がある場合テレビを観たり，音楽を聴いたり，心地よいイメージを想像するなどして注意を他に向けさせます．またノンシュガーのガムや飴を利用して，知覚の分散を行います．

b．セルフモニタリング法

患者さん自身が記録をとって，何が自分の症状悪化に影響しているかを自分でみつけさせる方法です（例；頭痛日記）．

c．セルフ・エフィカシー

ある行動をうまく行うことができるという「自信」のことをいいます．人はある行動への自信を強く感じていると，その行動を行う可能性が高くなり，その行動をするための努力を惜しまず，失敗や困難を伴っても諦めにくいといわれています．自分を褒める，達成感を味わうことが大切であり，そのためには，少し頑張れば達成できそうな目標を立て，その目標を達成することで自信をつけ，少しずつ目標をあげていくとよいです．

C．リラクゼーション法

身体をリラックスさせることで，心もリラックスさせる手法です．

a．漸進的筋弛緩法

筋肉を弛緩させるためには，一度筋肉を緊張させてから行うことが効果的であることから，筋弛緩の目的でまず筋を緊張させます．はじめに眼を約10秒間強く閉じさせ，その後一気に脱力させます．そして30～60秒間腹式呼吸をさせ，リラックスした気分を味わわせる方法です．これを足から，下腿，大腿，臀部，腹部，背部，胸部，手，前腕，上腕，肩，頸部，顔面部，頭部へと緊張と弛緩を繰り返させます．

表6　認知のゆがみのパターン

- 物事を証拠のないまま決めつけやすい
- 物事を白か黒かはっきりさせないと気がすまない
- 情報の選択が偏りやすい
- 気になっていることだけを拡大し，その他のことは矮小化する
- 自分の感情状態から物事すべてを推し量って考えやすい
- すべてを自分と関連づける

表7　認知のゆがみのパターンの具体例

- 自分のこの症状は，あの時の歯科治療後にはじまったから，歯科治療が原因に違いない．
- テレビの健康番組で解説していた内容は自分の症状にぴったりだ．
- 舌にできているポリープ状のものは見た目からガンに違いない．
- 全身の疲労感は，かみあわせに問題があるせいだ．
- この症状がよくならないと，仕事に行けない．
- これまで，こんな症状は経験したことがない．
- 症状がよくなったのは当たり前で，残っている症状が気になる．
- 完全に症状が消えないはずがない．

b．自律訓練法

　注意の集中や自己暗示の練習で全身の緊張を解放し，心身の状態を自分で調整できるようにすることを目標にする自己催眠法の1つです．

①安静感：「気持ちがとても落ち着いている．心がとても静かである」と暗示します．
②重感練習：「右腕が重い，とても重い，左腕が重い，両腕が重い，右足が重い，左足が重い，両腕，両足が重い」と，重い感じが起こっていると想像して暗示させます．
③温感練習：同様に両腕，両足が温かいと暗示させます．
④呼吸調整練習：「とても楽に呼吸している．心臓が静かに，規則正しく打っている」
⑤腹部温感練習：「胃のあたりが温かい」
⑥額部涼感練習：「額が気持ちよく冷たい」
⑦消去動作（両手の開閉運動，両肘の屈伸運動，深呼吸，背伸び，開眼）をして終了です．

　1回の練習時間は2～3分，それを2～3回，1日2回程度行い，2～3週間続けるとよいでしょう．

　重度の精神障害，急性疾患，幼児に対しては実施を避けましょう．また，まったく副作用がないわけではありませんので，「嫌だな」と本人が感じたら終了とし，消去動作を行います．①②まででは副作用が少ないといわれています[1]．

c．受動的筋伸展法（ストレッチ）

①両手を後頭部で組み，頭や頸の力を使わず，組んだ手を使って頭をゆっくり前屈させます．この時，勢いをつけないようにします．
②抵抗を感じたら10秒間その姿勢を保ちます．
③両手を頭の上から包み込むようにして，頭を右側に傾けていき，左側の頸部筋を伸展させ，反対側も同様に行います．
④腹部，腰部そして全身を前屈させストレッチします．

d．バイオフィードバック

　生理的活動または自律的機能を，機器を用いて視覚化または聴覚化して，それらの活動または機能を随意に改変できるように教える治療法です．

e．腹式呼吸（図3）

　交感神経の働きを抑え，副交感神経の働きを促進し，リラックス作用を促します．

①息を吐ききる：まずは肺に残っている汚れた息を全部吐ききります．吐き出すにつれてお腹がへこみます．
②息を吸い込む：鼻からゆっくりと空気を吸い込みます．この時お腹を膨らましていっぱい吸い込みます．
③息を止める：お腹に力を入れて5～10秒間息を止めます．この時吸い込んだ息を全身に行き渡らせるイメージをします．
④息を吐き出す：息を静かに吐き出していきます．

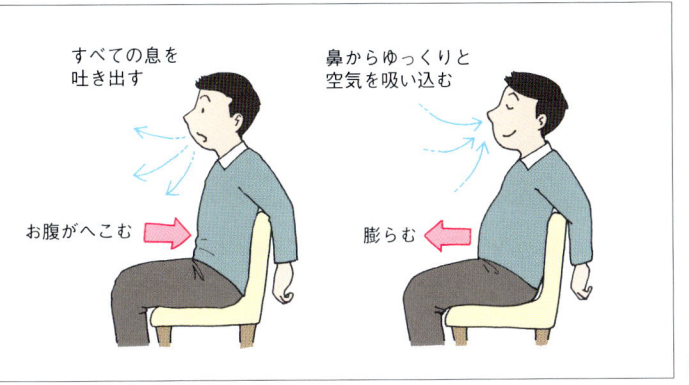

図3　腹式呼吸

COLUMN 07

漢方治療

　漢方治療の目標は，生体のバランスを整えて回復させることです．疾患が決まれば処方薬も決まる西洋薬とは異なり，漢方治療では，西洋医学では同じ疾患名でも処方する漢方薬は違い，違う疾患名でも同じ漢方薬を処方することがあります．疾患名ではなく，患者さんの病的状態や所見，すなわち，証を決定し，証にしたがってどの漢方薬を処方するかが決まります（随証治療）．虚証は正常な気*が不足して衰えていると考え，不足している気を補う「補法」が用いられます．実証は病的な気が充満していると考え，気を取る「瀉法」が用いられます．漢方薬は生薬により構成されます．植物性，動物性および鉱物性があり，特に植物性が多いです（根茎，根，果皮，葉，花，果実，樹皮および種子など）．一般に生薬を単独で用いることは少なく，お互いの副作用や不備を補い，さらに特殊な薬効を発現させるため，複数の生薬を組み合わせて用います（表）．

表　歯科が保険で使用できる漢方薬

症　状	漢方薬
口　渇	白虎加人参湯，五苓散
歯　痛	立効散
口内炎	半夏瀉心湯，黄連湯，茵蔯蒿湯
歯周病	排膿散及湯

*気
東洋医学において体の中をめぐって生命現象の源をなし，働きだけあって，形のないものです．

4　どんな対応法があるの？

3）精神科・心療内科の場合

(1) 薬物療法

おもな薬物療法は，抗不安薬，抗うつ薬です．抗不安薬は不安・緊張・不眠の改善，不安に基づく身体症状の軽減，精神療法に導入する手段としての緊張緩和など．また，抗うつ薬は抑うつ気分の解消・高揚効果，抑制の解除・抑動の正常化，不安・焦燥・不穏の緩和や除去などを目的に用いられます．より症状の重い，統合失調症などには抗精神病薬を使用します．

(2) 精神療法

心身医学療法，精神分析療法，認知行動療法，催眠療法，リラクゼーション法などがあります．

4）臨床心理士によるカウンセリング

カウンセリングという言葉は日常いろいろな場面で目にしたり，耳にしたりします．例えば美容院ではお客さんの好みや希望を聴いて美容師さんが髪型やカラーなどの提案をしてくれます．一方，歯科においても患者さんの気になることや希望を聴いて，さまざまな歯の補綴装置についての説明を行います．これらもカウンセリングです．では臨床心理士の行うカウンセリングとはどのようなものでしょうか．

(1) 臨床心理学

臨床心理学は医学や哲学，また実験心理学などの流れを汲んでいます．特に精神医学とは深い関わりがあります．しかし臨床心理学自体は病気の治療だけを目的とした学問ではありません[2]．精神医学と関わりながらも道を分けたのは，病気を治すことだけではなく，幅広く心理的問題を抱えた人びとを援助するという役割を重要視したためです．精神医学が客観的な疾患（disease）としての病気を扱うのに対して，臨床心理学は患者さんが体験する主観的な病気（illness）として扱います．病気を本人の感じ方や考え方，また暮らしや人生の側からみつめていきます．このように臨床心理学は「病気を治す」から「病気と付き合いながら生きる」というところまで生き方そのものを捉える学問であるといえます．そのような臨床心理学の考え方のもと，カウンセリングは病気などのあまり好ましくないようなこととある程度上手に付き合えるように援助する方法です．

(2) カウンセリング

臨床心理士によるカウンセリングはアメリカの心理学者ロジャーズ[3]が方法を理論として体系化したもので，来談者中心療法ともよばれます（カウンセリングの場では訪れる人のことを患者ではなく来談者＝クライエントといいます）．ロジャーズの理論の根本には人には自己治癒力があるという信念があります．クライエント自身の中にある成長への

力を信じ，その力を人間関係の中で高める方法がカウンセリングです．カウンセリングの中でクライエントはいろいろな自分自身に出会います．この出会いの中で自分の感じていたことと実際の振る舞いとが調和され，人は成長していくと考えられています．そして聴き手となるカウンセラーの態度として，①共感的理解，②自己一致，③無条件の積極的関心が重要であるとされています．日本の社会に広がった臨床心理士によるカウンセリングのイメージはここにあるともいえます．ロジャーズの理論はその後の多くの技法や理論の誕生に影響を与えています．

(3) 共感的理解

　上記にあるカウンセラーの3つの態度の中から「共感的理解」についてとりあげます．「共感的理解」は日常的に使う「共感」と似ている部分もあり，似ていない部分もあります．「共感」は身の回りの人や，映画や本などで登場する人物と同じように感じるような自然と湧き上がる感情です．しかし，人は誰にでも，何にでも共感できるものではありません．このような「共感」に対して「共感的理解」はある程度意図的にクライエントがみているように世界をみようとすることです．この「ある程度意図的に」がポイントになります．お話をうかがうとわからないことや「共感」できないことがたくさん出てきます．それらを理解できるように質問を加えてみたり，自分の個人的な意見を横に置いておいたりする工夫が必要です．

　例えば，歯の治療をかたくなに拒否する患者さんがいたとします．何度治療の重要性を説明しても，理解が得られません．そのような際には，その患者さんがこういった行動に至るまでの経緯などをうかがったりすると「なるほど．そういった経験があるから治療を受けたくないのだな」と理解できることがあります．押し問答になるような時は患者さんの目線とスタッフの目線がずれてしまっている場合が多いため，一呼吸おいてみましょう．ただし，精神疾患のように根の深いものが潜んでいる場合は，共感的理解自体が難しいということを覚えておいてください．

(4) カウンセリングの留意点

　残念ながらカウンセリングの広まりはある種の語弊も生みました．カウンセリングの理論や方法論が現場で安易に適用されているのでないかという声も聞かれるようになりました[4]．「話を聴けば治る」「共感的理解が大切だ」こうした言葉が教科書の決まり文句のようにとりあげられ，概念だけが独り歩きをしてしまったような状態です．「何でも辛い過去の体験を話せばよい」といったような誤解もあり，患者さんの状態によってはカウンセリングが不向きな時もあります．またその後の人生に大きく関わるような副作用がある場合もあります[5]．カウンセリングを受けたり，カウンセリングの勉強をする際は，慎重に先生を探してください．

(5) チーム医療

　臨床心理学の世界でも注目されているものがチーム医療という言葉です．医科では浸透

COLUMN 08　臨床心理士ってどんな仕事？

　臨床心理士は心に関わるための専門的な教育を修めた者のことをいいます．「日本臨床心理士資格認定協会」による試験に合格し，継続的に研修などの勉強を続けていることが資格をもつ条件となっています．臨床心理士の仕事は働く場所によっても特色が出てきます．学校や病院，施設や会社，個人オフィスなど，その場によって担う役割やカラーはさまざまです．その中で，臨床心理士の働きの共通項をみてみると，大きく分けて「見立て」と「介入」の2つがあげられます．

　まず「見立て」とは何でしょうか．「見立て」とは患者さん（クライエントとよぶこともあります）がどのような人なのか，どのような問題があって困っているのか，どのような援助が有効なのかを整理しながらこれまでとこれからの筋道を立てることです．アセスメントとよばれることもあります．「見立て」を行う際，いろいろな情報を集めることからはじめます．具体的には面接を行って患者さんのお話をうかがったり，実際のご様子を観察したり，心理検査を使用したりします．それから，患者さんの年齢や状況にあわせて必要な方法を選びます．つぎに「介入」です．「介入」は問題を解決するためのアプローチのことを指します．心の援助といいかえることができるでしょう．よくカウンセリングという言葉を耳にします．このカウンセリングも「介入」の1つです．カウンセリングは自分の想いを言葉にすることで，気づきを得て自己成長をうながす方法です．このほかにも，その人のものごとの見方や行動の癖にアプローチする認知行動療法や，遊ぶことを通して治療する遊戯療法，過去の大切な人との関係を整理する精神分析など，「介入」にはさまざまな種類があります．このように臨床心理士は，それぞれの治療論や技法をもって仕事をしていますが，基本になるものは同じであり「個別的な価値観を尊重しつつ，その人の自己実現にお手伝い」をする職業だといえます（大塚，2011）．

していますが，1人で広範囲をみるのではなく，スペシャリスト同士がチームを組む「協働」というアイデアです．このチームに臨床心理士が関わるケースがあります．これは歯科医療においても応用できるシステムです．チームで診療にあたる際，患者さんはさまざまな表情をみせます（**図4**）．対応の難しい患者さんに向き合う時，心優しい真面目な医療者ほど疲弊してしまいます．そのような時に仲間とコミュニケーションをとりあい，協

力することで，できることの幅が生まれてきます．このことは患者さんにとっても有益であり，スタッフ側においても心強いものです．精神科領域の治療手段は人間の関わりの積み重ねであるといわれていますが[6]，これは治療と口腔ケアの共存する歯科領域においても同じことがいえるのではないでしょうか．また臨床心理学の中には，歯科のスタッフが日常的に活かすことのできる知識も少なくありません．興味のある人は，おもしろいと思えるジャンルから臨床心理学の世界を散策することもお薦めです．

5）医療連携の実際

近年，歯科医院には抗血栓薬やBP（ビスフォスフォネート）製剤などを服用中の患者さんが多数来院し，内科・脳神経外科・整形外科などとの連携は頻繁に行われるようになりました．

その一方で，精神科や心療内科との連携は医療者にとっても患者さんにとってもその敷居は高く，実際に連携がとられている場合は少ないのが現状です．しかしながら，歯科医院に来院される患者さんの中には，精神疾患で通院中（300万人以上）の人も多く，治療を受けていない精神疾患の患者さんも潜在的にかなりいると思われます．一方，精神疾患に使用する薬剤の副作用が疑われる顎顔面領域の不随意運動（ジストニアやジスキネジアなど）や口腔乾燥などの症状が起こっている場合もあります．またストレスが口腔領域の症状と関連している，さらにはパーソナリティの問題で対応が難しいなど，さまざまな問題で，精神科や心療内科と連携をとりたい患者さんが多くいます（図5）．

上記内容をふまえ，新たに担当した患者さんにスケーリングやブラッシング指導などを行うにあたって，どうも心身医学的・精神医学的な問題がありそうだなと感じたり，メインテナンスで来院された患者さんの様子が今までと違うと感じた場合は，まずは院長に相談しましょう．そして院長がその必要性を判断した場合は，患者さんの了解を得て精神科

①患者にはさまざまな側面がある
②病気は患者のさまざまな側面に影響する
③患者は異なったスタッフに異なった側面をみせる
④さまざまな側面にはそれぞれの職種がチームとして関わる

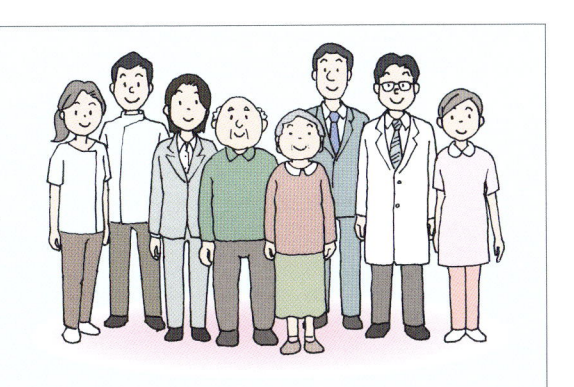

図4 チーム医療におけるポイント[6]

や心療内科への紹介となります．この時はあくまで専門外のことを専門家に相談するといった形を強調し，紹介後も自分たちも診ていくといった姿勢が大切になります．紹介のみでその後自分たちでも診ていかないと，患者さんは歯科衛生士や歯科医師に見捨てられたという感情を抱いてしまい，その後の治療がうまくいかなくなります．また必要に応じて家族の協力を得ることも考えます．なおこのような場合，同じ歯科である心療歯科やリエゾン診療（参照▶ COLUMN 09）などのある高次医療機関へは紹介しやすい（図6）のですが，全国的にこのような機関はまだまだ少ない状況にあります．

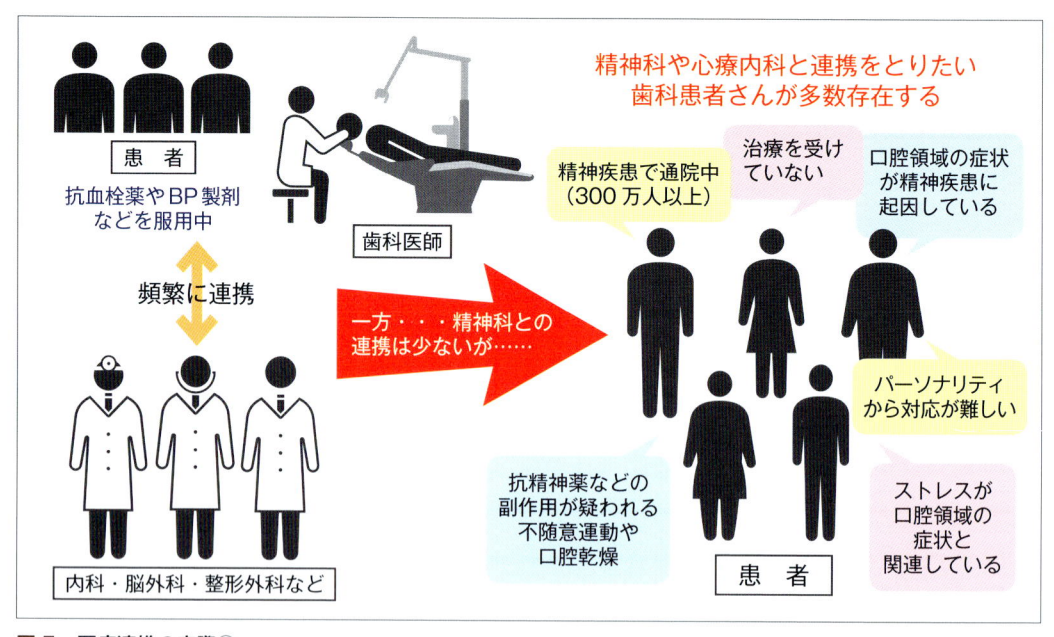

図5 医療連携の実際①

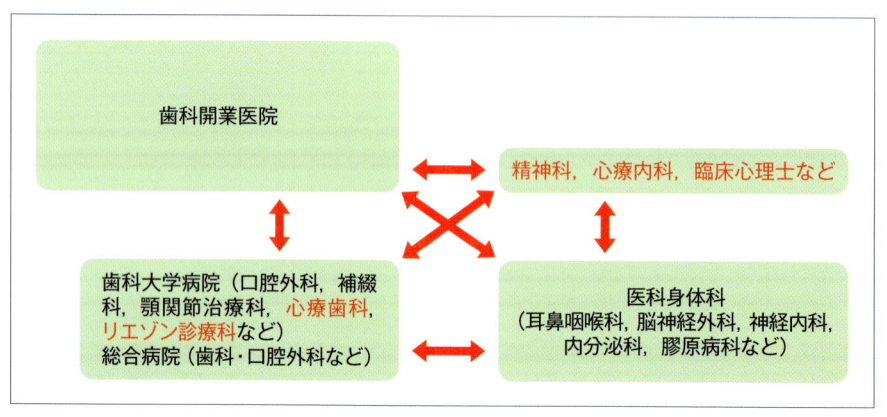

図6 医療連携の実際②
（和気裕之：心身医学 **49**（10）:2009．より）

(1) どう対応すべきか（表8～9，図7）

①現時点での診断をする．
②今後どのような検査が必要か検討する．
③症状の原因として考えられることをあげる．
④考えられる治療を検討する．
⑤安易に「ストレスのせい」，「気のもちようではないか」などと医学的にも正しくない表現を使わない（※⑤を行うとかえってその後の治療が混乱する）．
⑥対応例

「身体に症状があるにも関わらず，身体に異常のない人は少なくありません．原因として，心理的とかストレス性とかいう言葉を用いる場合もありますが，実際のところはよくわかっていません．神経質な性格の人やストレスとなるできごとの後に起こりやすい，という説もありますが，自分の専門領域ではありません．もし，そのあたりまで考えた治療を受ける場合は，専門の精神科医を紹介します」．

このように，事実を事実として，誤解の生じないようにお伝えします．

COLUMN 09

リエゾン診療とはどういう診療？

精神科の医師が身体科（内科，外科，歯科など）の医師・歯科医師に協力して，患者さんの精神医学的な問題などの相談に乗り，積極的に関わる診療システム（一緒に診療する）で，救急救命センター，ICU，透析やターミナルケアなどで行われています．歯科においても一部の大学病院で取り組んでいます．歯科において本システムを行っている高次医療機関はまだ少ないので，基本的には精神科や心療内科に紹介し一緒に患者さんを診ていく形となる場合が多いです（**図**）．

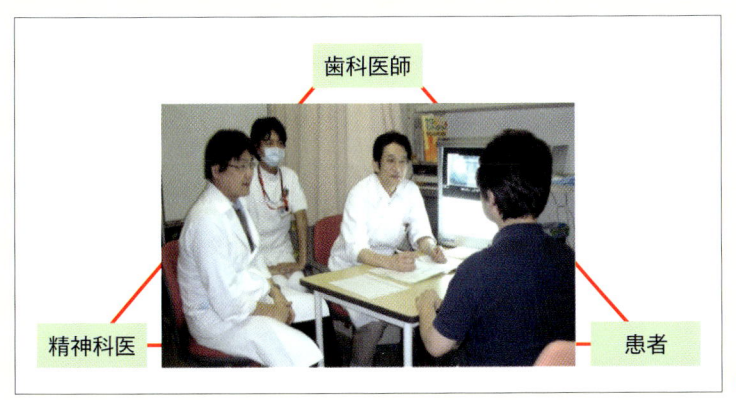

図　リエゾン診療

表8　心身医学的・精神医学的問題のある患者への接し方のポイント

- 身体面の評価を十分に行った後，自分だけでは対応が困難であると考えられた場合は，患者の了解を得て心療歯科やリエゾン診療などのある高次医療機関または精神科，心療内科への紹介が必要となる．
- あくまで専門外のことを専門家に相談するといった形を強調し，紹介後も自分たちでも診ていくといった姿勢が大切．
- 紹介のみだと患者は，歯科衛生士や歯科医師に見捨てられたという感情を抱いてしまい，その後の治療がうまくいかない．
- 必要に応じて家族の協力を得ることも考える．

表9　歯科医から精神科医への紹介状のポイント

紹介状のポイント	
主　訴	右顎の疼痛‥‥など
歯科所見	診察と検査結果
評　価	歯科疾患に起因する症状の可能性が少ないことを記載
患者への説明	精神科で辛い不安感・憂うつ感・不眠などについて相談にのってもらう
特記事項	当院（歯科）では，口腔症状に対して経過を診ていく

```
Aメンタルクリニック　　　　　　　　◯◯先生御机下

この度は，お世話になります．

患者　●●◯子様　　1962年12月9日生　49歳　女性（主婦）

傷病名：　右側顎関節症（顎関節円板障害）

紹介目的：ご高診の依頼および情報提供．

既往歴・家族歴：45歳時　子宮筋腫の手術．母親が52歳時に心筋梗塞で死亡．

症状経過および検査結果：
　●●様は，右顎の疼痛を主訴に，▲▲年▲月当院を受診されました．診査の結果，右側顎関節の雑音と圧痛があり，右側顎関節症と診断しました．なお，顎の症状が出現した頃，肩，背中，胃の疼痛もあり，整形外科と内科で検査を受けましたが異常は指摘されておりません．また，同時期頃から不眠，疲労感が強い，家事をする気力がないなどがあります．
　現在当院では，薬物療法（ロキソニン®）とスプリント療法を行っておりますが明らかな効果はなく，疼痛は自発痛が中心で，典型的な顎関節症の症状ではありません．また，家庭内のストレスが関係している様子です．
　患者様に，貴院での診察をお薦めしたところ，希望されましたのでご紹介いたします．なお，当院でも顎関節症の経過を診ていく予定です．
　どうぞ，宜しくお願いいたします．
```

図7　情報提供書の記載例

（2）治療目標

　歯科心身症の患者さんであっても SOAP や MW 分類を利用して，疼痛や違和感などの原因となる疾患の診断が適切で，高次医療機関，精神科や心療内科との連携がうまくできれば，患者さんの症状が完治する可能性も考えられます．しかしながら病悩期間が半年〜数年と長かったり，今までにいくつかの歯科診療所で不可逆的治療を受けてきた患者さんは，症状の完治が困難な場合が多いです．そのため，治療の目標は症状の完全な消失（完治）ではなく，症状はあるが日常生活に支障をきたさない（QOL や ADL の改善）レベルを目指します．

【引用文献】
1) 永田勝太郎：心身症の診断と治療―心療内科新ガイドラインの読み方．診断と治療社，東京，2007．
2) 下山晴彦 編：よくわかる臨床心理学．ミネルヴァ書房，京都，2003，2〜23．
3) C.R. ロジャーズ，佐治守夫，友田不二男：ロジャーズ全集・2巻　カウンセリング．岩崎学術出版，東京，1966．
4) 皆藤章：生きる心理療法と教育　臨床教育学の視座から．誠信書房，東京，1998．
5) 宮岡等：内科医のための精神症状の見方と対応．医学書院，東京．1995．
6) 沼初枝：心理のための精神医学概論．ナカニシヤ出版，京都，2014．

COLUMN 10

それってクレーマー？

　患者さんのクレームに対応する際は，まず内容を聴き取るところから始まります．感情的な状況になっていることも多いため，少し落ち着けるような，できれば座って話ができる場所におりをみて誘導します．状況によっては第三者的な立場で話をうかがえるように当事者よりも違うスタッフが対応します．話を聞く中で事実の確認と患者さんの主観を分けながら「自分がその患者さんの立場であれば同じように思えるかどうか」を検討します．また1人では適切な判断ができないこともありますのでチームで対応するようにします．それらの結果，理不尽な要求である場合はその部分に対してできない旨を丁寧にはっきりと伝えましょう．クレーマーという言葉が世の中で認知されるようになり「クレーマーに思われると嫌だけど」と前置きされてから話し出す患者さんもいます．"クレーム"は，医療者側が改善すべき点を含んでいることがあります．また，医療者側が患者さんをクレーマーにさせていないかを常に振り返る必要があります．

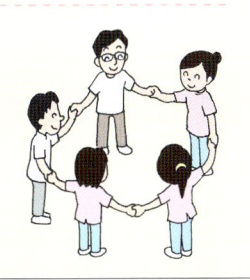

参考文献

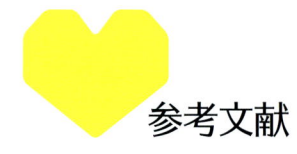

①和気裕之，宮岡等ほか：歯科医のための心身医学精神医学―症例と基礎知識の整理．日本歯科評論社，東京，1998，34～37．

②和気裕之：サイコ・デンティストリー 第2版．砂書房，東京，2015．

③高橋三郎ほか訳：DSM-Ⅳ-TR 精神疾患の分類と診断の手引き 第8版．医学書院，東京，2008，189～191．

④和気裕之：顎関節症患者に対する心身医学的なアプローチ．顎頭蓋誌，14（1）：1～13，2001．

⑤和気裕之，小見山道：顎関節症患者の心身医学的な治療の変遷．日本補綴学会誌，4（3）：256～266，2012．

⑥宮岡等：内科医のための精神症状の見方と対応．医学書院，東京，1995，117～120．

⑦宮岡等：身体表現性障害―体にあらわれるこころの病気．こころの科学，167：9～90，2013．

⑧安保寛明，武藤教志：コンコーダンス―患者の気持ちに寄り添うためのスキル12．医学書院，東京，2010．101．

⑨古谷野潔，玉置勝司ほか：TMD YEAR BOOK 2014 アゴの痛みに対処する．クインテッセンス出版，東京，2014．50～65，65～70．

⑩日野原重明，宮岡等：脳とこころのプライマリケア3．シナジー出版，東京，2013．385～409．

⑪和気裕之，佐藤文明ほか：その症状 TCH が原因では？．デンタルダイヤモンド，39：23～50．

⑫一般社団法人日本顎関節学会編：新編顎関節症1．永末書店，京都，2013．

⑬塩田重利：口腔顎顔面外科治療学．永末書店，京都，1996．

⑭天笠光雄，喜多村健ほか：この疾患医科で診る？歯科で診る？．デンタルダイヤモンド社，東京，2010．

⑮大西正俊，飯塚忠彦ほか：顎関節症．日本顎関節学会編，京都，永末書店，2003．

⑯高橋三郎，大野裕：DSM-5 精神疾患の分類と診断の手引き．医学書院，東京，2014．

⑰川原群大 監訳：トリガーポイントマニュアル―筋膜痛と機能障害Ⅰ．エンタープライズ，東京，1992．

⑱木野孔司，杉崎正志，和気裕之：顎関節症はこわくない．砂書房，東京，1998．

⑲村松公美子，宮岡等ほか：プライマリケアにおけるうつ病スクリーニングに有用な評価ツール―Patient Health Questionnaire（PHQ）-9について．精神科学治療学，23（11）：1299～1306，2008．

⑳村松公美子，宮岡等ほか：GAD-7日本語版の妥当性・有用性の検討．心身医，50（6）：166，2010．

㉑日本臨床心理士資格認定協会：新臨床心理士になるために．誠信書房，東京，2011．

㉒菅佐和子，高石浩一ほか：臨床心理学の世界．有斐閣，東京，2000．

㉓下山晴彦：よくわかる臨床心理学．ミネルヴァ書房，東京，2003．

㉔小野弓絵：咬合違和感の原因とその対応―高次脳機能領域から．デンタルダイヤモンド，38～41，2013．

㉕更井啓介：うつ状態の疫学調査．精神神経学雑誌，81：777，1979．

おわりに

　今回，デンタルスタッフに役立ててほしい心身医学・精神医学，そして心理学の知識を，精神科医とのリエゾン（連携）診療に携わる歯科医師，口腔外科の専門医，そして歯科に勤務する臨床心理士がまとめました．

　歯科臨床では，歯や口に症状があっても，診るのは病気だけではなく，患者さんそのものですから，症状のあるところだけを見ていたのではわからないことがたくさんあります．もし，身体のほかに，心理面や環境面も含めて患者さんを知ることができれば，より深く症状を理解することも可能になり，患者さんが治る手助けもできるでしょう．

　本書は，口腔内やエックス線写真を見ていただけではわからない，歯科心身症や患者さんの心理の問題を，できるだけやさしく解説しようと試みました．しかし，難解な表現や不十分なところも多々ありますので，他の優れた書籍や論文をあわせてお読みいただくことをお薦めします．

　最後に，本書が日々の臨床にお役に立てれば幸いです．

2015年9月

執筆者を代表して　和気裕之

さくいん

あ
アセチルコリン……………………………… 30
アナフィラキシー…………………………… 28
アルカローシス……………………………… 27
悪味…………………………………………… 19

い
インフォームド・コンセント……………… 41
医療面接………………………… 51, 52, 55
医療連携……………………………………… 75
痛み…………………………………………… 11
痛みの評価法………………………………… 47
一次性の舌痛………………………………… 11

う
うつ病…………………………………… 3, 4
うつ病性障害………………………………… 3

え
永続化因子…………………………………… 12

お
お薬手帳……………………………………… 57

か
カウンセリング……………………………… 72
カンジダ菌…………………………………… 10
カンジダ性舌炎……………………………… 45
からだことば………………………………… 5
仮面うつ病…………………………………… 4
家族歴………………………………………… 57
過換気症候群………………………………… 27
介入…………………………………………… 74
解離性味覚異常……………………………… 19
外因性………………………………………… 8
顎関節症………………………………… 12, 47
顎変形症……………………………………… 32
官能検査……………………………………… 18
患者教育……………………………………… 58
感覚トリック………………………………… 37
漢方治療……………………………………… 71
関連痛………………………………………… 15
簡易精神療法………………………………… 44

き
既往歴…………………………………… 57, 63
寄与因子……………………………………… 12
揮発性硫黄化合物…………………………… 17
共感……………………………………… 56, 58
共感的理解…………………………………… 73
協働…………………………………………… 74
狭義の心身症タイプ………………………… 44

く
クライエント………………………………… 72
クレーマー…………………………………… 79
クレーム……………………………………… 79
食いしばり……………………………… 12, 48

け
ゲートキーパー……………………………… 66
傾聴………………………… 55, 56, 58, 62
頸部郭清術…………………………………… 34
健康創成型…………………………………… 40
幻味…………………………………………… 19
言語障害……………………………………… 33

こ
口腔ガン……………………………………… 34
口腔乾燥症……………………………… 27, 45
口腔腫瘍……………………………………… 34
口腔内灼熱感症候群………………………… 11
口臭恐怖症……………………………… 14, 18
口臭症………………………………………… 18
口臭測定器…………………………………… 18
口内炎………………………………………… 31
向精神薬……………………………………… 58
抗コリン作用………………………………… 30
抗うつ薬……………………………………… 58
抗不安薬……………………………………… 58
咬合違和感…………………………………… 49
咬合違和感の分類…………………………… 26
咬合違和感症候群…………………………… 25
溝状舌…………………………………… 32, 44

さ
詐病…………………………………………… 5

錯味 ……………………………………… 19

し

システイン ……………………………… 17
ジスキネジア …………………………… 37
ジストニア ……………………………… 36
ジメチルサルファイド ………………… 17
支持 ……………………………… 55，56，62
歯科心身症 …………………………… 2，10
歯列不正 ………………………………… 32
自覚症状 ………………………………… 41
自覚症状タイプ ………………………… 41
自覚症状・他覚所見乖離タイプ ……… 41
自己臭症 ………………………………… 18
自発性異常味覚 ………………………… 19
自律訓練法 ……………………………… 70
質問票 …………………………………… 53
主訴 ……………………………………… 58
受動的筋伸展法 ………………………… 70
受容 ……………………………… 55，56，62
醜形恐怖症 ……………………………… 33
生涯有病率 ……………………………… iii
紹介状 …………………………………… 78
情報収集 ………………………………… 62
心因性 …………………………………… 8
心因性疼痛 ……………………………… 22
心身医学療法 ……………………… 44，68
心身症 …………………………………… 2
心理社会環境因子 ……………………… 42
心理社会的因子 ………………………… 44
身体疾患・精神疾患併存タイプ ……… 42
身体症状症 ……………………………… 4
身体要因 ………………………………… 40
侵害受容性疼痛 ………………………… 22
神経障害性疼痛 ………………………… 22
唇顎口蓋裂 ……………………………… 33

す

ストレス ……………………… 35，42，44
ストレッサー …………………………… 35
睡眠薬 …………………………………… 58

せ

セルフ・エフィカシー ………………… 69
セルフモニタリング法 ………………… 69
せん妄 …………………………………… 34
生理的口臭 ……………………………… 14

精神・環境・性格要因 ………………… 40
精神障害 ………………………………… 8
精神療法 ………………………………… 72
舌苔 ……………………………………… 17
舌痛症 ………………………… 10，44，45，47
先天異常 ………………………………… 33
線条体 …………………………………… 37
漸進的筋弛緩法 ………………………… 69

そ

素因 ……………………………………… 12

た

ターンオーバー ………………………… 19
他覚所見 ………………………………… 41
多因子性 ………………………………… 12
唾液分泌量検査 ………………………… 29
体質的素因 ……………………………… 57

ち

チーム医療 ……………………………… 73
地図状舌 …………………………… 31，44
治療計画 ………………………………… 41

て

ディストラクション法 ………………… 69
電気味覚検査 …………………………… 21

と

トリガーポイント ……………………… 14
ドーパミン ……………………………… 37
ドライマウス …………………………… 27
特発性歯痛 ………………………… 22，48
特発性疼痛 ……………………………… 22
特発性味覚障害 ………………………… 21
閉じた質問 ……………………………… 55

な

内因性 …………………………………… 8

に

二次性の舌痛 …………………………… 10
日常生活の質 …………………………… 57
日常生活支障度 ………………………… 47
日常生活動作 …………………………… 57
認知行動療法 …………………………… 68

は

バイオフィードバック……………………… 70
パラファンクション………………………… 12
歯ぎしり……………………………………… 12

ひ

評価・診断…………………………………… 41
評価法………………………………………… 40
病因追求型…………………………………… 40
病気不安症…………………………………… 5
病的口臭……………………………………… 17
開いた質問…………………………………… 55

ふ

ファントムバイト症候群…………………… 25
フィルター理論……………………………… 24
ブラキシズム………………………………… 12
不可逆的な処置……………………………… 42
不随意運動…………………………………… 36
不定愁訴……………………………………… 6
服薬状況………………………………… 63, 64
腹式呼吸……………………………………… 70

ほ

保証……………………………………55, 56, 62

み

未知の疾患群………………………………… 7
見立て………………………………………… 74
味覚異常………………………………… 19, 47
味覚異常の症型分類………………………… 20
味蕾…………………………………………… 19

め

メチルメルカプタン………………………… 17

も

問診票………………………………………… 53

や

薬剤性味覚障害……………………………… 21
薬物療法………………………………… 44, 72

ゆ

誘発因子……………………………………… 12

ら

ラポール………………………………… 55, 58
ラポールの形成……………………………… 55

り

リエゾン診療………………………………… 77
リラクゼーション法………………………… 69
離脱症状……………………………………… 65
臨床心理学…………………………………… 72

ろ

ろ紙ディスク試薬法………………………… 21

欧

Activities of Daily Living ………………… 57
ADL …………………………………………… 57
Assessment ………………………………… 41
Burning Mouth Syndrome ……………… 11
closed question …………………………… 55
Depressive Disorder ……………………… 3
disease ……………………………………… 72
DSM-5 ………………………………………… 3
FSS …………………………………………… 7
Functional Somatic Syndrome ………… 7
GAD-7 ……………………………………… 67
illness ………………………………………… 72
Illness Anxiety Disorder ………………… 5
Medically Unexplained Syndrome …… 6
MUS …………………………………………… 6
MW 分類 ………………………… 41, 42, 58
Objective …………………………………… 41
open question …………………………… 55
PHQ-9 ……………………………………… 67
Plan ………………………………………… 41
QOL ………………………………………… 57
Quality of Life …………………………… 57
SOAP ………………………………………… 40
Somatic Symptom Disorder …………… 4
Subjective ………………………………… 41
TCH ………………………… 12, 47, 50, 51
VAS …………………………………… 47, 50
VSC ガス …………………………………… 17

【著者略歴】

和気裕之（わけひろゆき）（歯科医師）

1978 年	日本大学松戸歯学部卒業
	東京医科歯科大学口腔外科学専攻
1981 年	みどり小児歯科（横浜市）開業（現在に至る）
1992 年	東京医科歯科大学　口腔外科　精神科医とのリエゾン診療開始
1999 年	東京医科歯科大学　歯学博士取得（口腔外科学）
2003 年	神奈川歯科大学附属病院　精神科医とのリエゾン診療開始
2006 年	日本大学松戸歯学部附属病院　精神科医とのリエゾン診療開始
2015 年現在	日本大学客員教授，神奈川歯科大学臨床教授，東京医科歯科大学非常勤講師

澁谷智明（しぶやともあき）（歯科医師）

1991 年	九州歯科大学卒業
1997 年	東京医科歯科大学大学院（顎顔面外科学分野：第一口腔外科）卒業
1997 年	東京医科歯科大学歯学部附属病院　医員
2002 年	九州歯科大学　口腔外科学第二講座　助手
2003 年	同講座学内　講師
2004 年	日立製作所戸塚総合病院　入職
2006 年	日立製作所横浜健康管理センタ主任医長

目加田まり（めかたまり）（臨床心理士）

2005 年	大阪樟蔭女子大学人間科学部心理学科卒業
2008 年	天理大学大学院臨床人間学研究科臨床心理学専攻卒業
2009 年	医療法人社団つじむら歯科医院

デンタルスタッフのための
歯科心身症ガイドブック　　ISBN978-4-263-42210-6

2015 年 10 月 10 日　第 1 版第 1 刷発行

著　者　和　気　裕　之
　　　　澁　谷　智　明
　　　　目加田　ま　り
発行者　大　畑　秀　穂

発行所　医歯薬出版株式会社

〒113-8612　東京都文京区本駒込1-7-10
TEL.(03)5395-7638(編集)・7630(販売)
FAX.(03)5395-7639(編集)・7633(販売)
http://www.ishiyaku.co.jp/
郵便振替番号 00190-5-13816

乱丁，落丁の際はお取り替えいたします　　印刷・杜光舎印刷／製本・愛千製本所

© Ishiyaku Publishers, Inc., 2015. Printed in Japan

本書の複製権・翻訳権・翻案権・上映権・譲渡権・貸与権・公衆送信権（送信可能化権を含む）・口述権は，医歯薬出版(株)が保有します．
本書を無断で複製する行為(コピー，スキャン，デジタルデータ化など)は，「私的使用のための複製」などの著作権法上の限られた例外を除き禁じられています．また私的使用に該当する場合であっても，請負業者等の第三者に依頼し上記の行為を行うことは違法となります．

JCOPY <（社）出版者著作権管理機構　委託出版物>

本書をコピーやスキャン等により複製される場合は，そのつど事前に(社)出版者著作権管理機構(電話03-3513-6969，FAX 03-3513-6979，e-mail:info@jcopy.or.jp)の許諾を得てください．